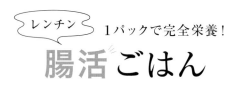

レンチン　1パックで完全栄養！

腸活ごはん

村上祥子

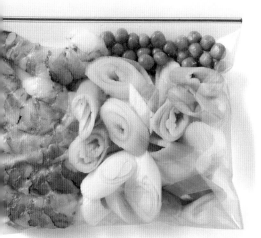
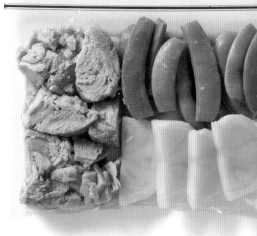
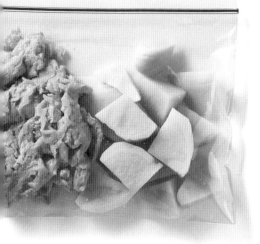
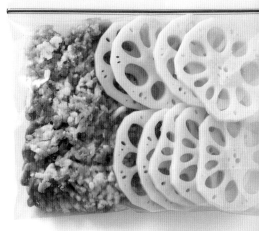

光文社

はじめに

みなさま、こんにちは！
村上祥子です。

　いつまでも健康で楽しく生きるためのヒントになればと、これまでにもさまざまな書籍を出版してきた私ですが、この本では"腸活"にスポットを当てています。

　というのも「ちゃんと食べて、ちゃんと生きる」だの「食べ力®」だの、格好のいいことを言ってきましたが、私たちの体は"食べて出す"ことで成り立っている——つまり、腸が元気でなくては始まらないという事実に立ち返ったのです。

　私自身も80歳を越え、人生100年時代の訪れを身をもって感じる今。自分の体のためにもこのテーマに真正面から向き合い、究極のシンプルさを追求してみようと考えました。

　レシピを考えるにあたってひとつの指針となったのが、国立研究開発法人医薬基盤・健康・栄養研究所の國澤純先生が提唱されている「酵素を元気にする食べ方」でした。酵素とは、私たちの体内にあり「どんなにいい栄養をとっても酵素が働かなければ無意味」といっても過言ではないほど大切な存在。そして、その酵素を元気にする方法こそが"腸活"。つまり、タンパク質や炭水化物、野菜をバランスよく食べ、栄養を受け止められる腸の態勢をつくることが重要だったのです。それはまさに私が長年、必要だと考え、実践し、発信してきたことでした。ああ、私がやってきたことは正

しかったのだと、あらためて自負し、これからもしっかり伝えていこうと気持ちを新たにしました。

　とはいえ、食べることは毎日のことですから、手間がかかっては続きません。ここでも長年の研究が役に立ちました。私は公立大学法人福岡女子大学で病態栄養指導講座を担当してきましたが、糖尿病の治療・予防のために"油ひかえめでもおいしく調理するワザ"として生まれたのが"レンチン"。そう、電子レンジは調理を簡単にするだけでなく、ヘルシーかつおいしく作ることも得意なのです。

　難しいことはまったく必要ありません。タンパク質食材100gと野菜100gを1パックに詰めて冷凍しておき、レンチンするだけ。これで"腸活"に、そして体に必要な栄養がとれるのです。ちょうど1カ月分になる31日分のパックで各2レシピ。ひたすら作って食べてみましたが、これがすこぶる付きのおいしさ！　さらに、"腸活"の助けとなる良質なオイル、発酵食を加えれば万全です。

「レンチン腸活ごはん」レシピとともに、オイルの使い方や発酵食の作り方も紹介していますので、みなさまもぜひ、お試しになってください。

もくじ

Column

この本の使い方

●電子レンジは600Wを使用しています。500Wの場合は1.2倍、700Wの場合は0.8倍、800Wの場合は0.7倍の時間を目安に加熱してください。また、機種によって多少の差が生じることがあります。●ラップは指示どおりにかけましょう。●特に表記のない場合、材料は1人分です。●計量の単位は大さじ1＝15㎖、小さじ1＝5㎖。少々は親指と人差し指でつまんだ分量です。●オーブントースターの加熱時間は目安です。使用する機種によって加減してください。●皮をむく、種を取るなど、野菜の基本的な下処理の工程は省略しています。

どうして
「腸活」が必要なの？

　私たちの体は"食べて出す"ことで成り立っています。つまり、食物を消化して吸収し、不要なものや有害なものを排出させる腸は、生きるうえでの基本をになうとても大切な臓器。また、腸内には全体の半数を超える免疫細胞が存在するといわれ、ウイルスや細菌など、体内に入ってきたさまざまな病原体から体を守ってくれる働きもあります。

　「腸活」とは、腸本来の働きを取り戻すために腸内環境をととのえる取り組みのこと。便秘解消やダイエットを目的とするだけでなく、日々の健康を守るうえでもとても重要です。

　腸内環境の決め手となるのが腸内細菌で、腸の中には約1000種類、100兆個もの菌が棲んでいるといわれています。善玉菌と悪玉菌のほか、そのどちらかが優勢になると味方をする日和見菌——腸内環境がととのった状態とは、この3つがバランスよく存在する状態で、食生活によって左右されます。

　腸内細菌のバランスが崩れて多様性を損なうと、アレルギー疾患や生活習慣病、睡眠の質低下、うつ病といった心の病いなどのあらゆる健康に影響し、最近では老化との関連もわかってきました。「脳は腸から生まれた」「老腸相関」という言葉が注目を集めるように、腸活の重要性はますます高まっています。

《 腸活で期待できること 》

- ☑ 便秘や下痢の予防
- ☑ 太りすぎ、やせすぎの予防
- ☑ 免疫力の向上
- ☑ 生活習慣病の予防

- ☑ アレルギー疾患の予防
- ☑ 睡眠の質の向上
- ☑ 精神状態の安定
- ☑ 健康寿命の延長

善玉菌	悪玉菌	日和見菌

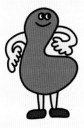
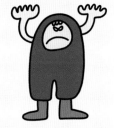
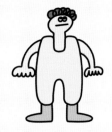

有害物質を排出し、必要なエネルギーをつくるなど、体にとって有益な菌。悪玉菌の増殖を抑え、バランスをととのえます。	肉類などのタンパク質を分解し、便として排泄。なくてはならない存在ですが、過剰に増やさないことが大切です。	どちらにも属さない菌で、腸内細菌の約7割を占めます。肥満を防ぐなど、それぞれに役割があります。

腸内環境のバランスがとれた状態は

善玉菌 **2** ：悪玉菌 **1** ：日和見菌 **7**

腸活には
酵素の働きが重要！

　食物の栄養を吸収するために、必要となるのが酵素。食物を分解する消化酵素、それを体にとって必要なカタチに組み立て直す代謝酵素の2種類に大きく分かれ、これらの酵素が働かなければ、どんなに体にいいものを食べても体の栄養にはなってくれません。腸活、そして健康へのカギは酵素がにぎっているのですね。

　「酵素ドリンク」などのイメージから、体の外から取り入れるものと思われがちな酵素ですが、じつはすでに、私たちの体の中に存在しています（ごく一部を除き、外から取り入れた酵素が体内で働くことはありません）。

　人間のもつ酵素の種類は約5000種類ともいわれ、その5000種類は完全分業制。たとえば、タンパク質を分解する酵素は脂肪を分解することはできないため、種類が多様であればあるほど、さまざまな栄養を吸収することができるというわけです。また、体内に存在する酵素の種類や数は人それぞれなので、同じものを食べたとしても、その効果には個人差が生じます。

　そんな状況下で、足りない酵素の働きを補ってくれるのが腸内細菌。腸内細菌も生き物であり、私たち人間と同じように酵素をもっていることから、その酵素を利用させてもらいましょう。

　腸内環境が乱れると、私たち自身の酵素も、腸内細菌がもつ酵素も働きがにぶりますから、腸活はとても大切。腸活によって腸内環境がととのえば酵素の働きがスムーズになり、それがまた腸活になる、という好サイクルが生まれます。

酵素の
パワーは
すごい！

試験管の中で、酵素を使わずに
でんぷんを分解しようとすると、
なんと1000年もかかってしまいます。
酵素が働く体内なら、たった1時間！

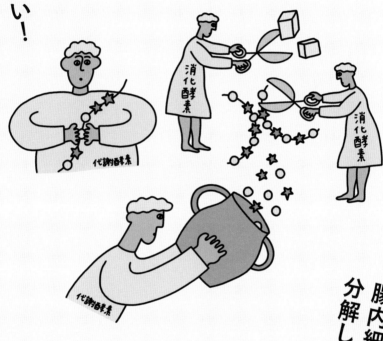

代謝酵素

消化酵素

消化酵素

代謝酵素

腸内細菌は食物繊維を
分解してくれる

「ヒトの消化酵素では分解されない」
と定義される食物繊維も、
腸内細菌によって分解されることがわかっています。
その結果、生み出される物質のひとつが、短鎖脂肪酸。
免疫力アップやダイエットなど、
マルチに働いてくれる脂肪酸です。

酵素を働かせる
食べ方がある!

　腸内環境が乱れると酵素はスムーズに働かなくなりますが、同時に、必要なエサや栄養がなくても酵素は働いてくれません。それは腸内細菌がもつ酵素も同じで、**エサとなる食物が必要**です。

　お伝えしたとおり、人間のもつ酵素は約5000種類といわれ、それぞれにお気に入りのエサや栄養があります。つまり、まんべんなく酵素に働いてもらうには、**6大栄養素をバランスよくとること**がポイントになるのです。元気に働いてもらうためにも、必要な量をキープするためにも、食べ方を意識しましょう。それが腸内環境をととのえることにもなります。

　6大栄養素とは、**肉**や**魚**や**豆類**などの「タンパク質」、調味料や食材に含まれる「脂質」、**ごはん**や**麺**などの「炭水化物」、**野菜**や**海藻**に多い「ビタミン」「ミネラル」そして「食物繊維」。そのつど調べるのは難しいでしょうから「**赤・黄・緑**」の**3色**を意識すると簡単です。

「赤」は肉、魚、豆、大豆製品などで、タンパク質を多く含む食材。「黄」はごはん、パン、麺などで、エネルギー源になる炭水化物のグループ。そして「緑」は野菜やフルーツ、海藻などで、ビタミン・ミネラル・食物繊維を含む食材です。

　緑グループは体のエネルギー源にこそなりませんが、**酵素の働きを助ける**重要な役割をはたし、また、第7の栄養素と呼ばれる**ファイトケミカル**の摂取にもつながります。

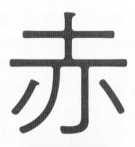

赤

タンパク質

【肉、魚、豆、大豆製品など】

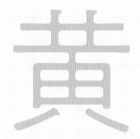

黄

炭水化物

【ごはん、パン、麺など】

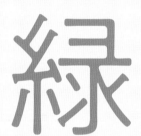

緑

ビタミン　ミネラル

食物繊維

【野菜、フルーツ、海藻など】

ファイト
ケミカルとは？

野菜やフルーツ、海藻がもつ色・香り・アク・苦みなどの成分で、
代表的なものがポリフェノール。
抗酸化作用や代謝促進、免疫力アップ、脳機能の強化など、
さまざまな働きが期待されています。

1パックで
必要な栄養素をとろう!

　まず、バランスよく食べるために必要な量を覚えましょう。1食の目安は赤グループが100g、黄グループが100〜150g、緑グループが100gになります。

　主食になる炭水化物の「黄」グループは別として、残る5大栄養素を含む「赤」と「緑」の食材をそのつどそろえるのは、なかなか大変。そこでおすすめなのが、赤と緑の食材を1食分（1人分）ずつパックにして冷凍する方法です。これを電子レンジで加熱すれば、毎日手軽に「酵素が元気になる腸活メニュー」をいただくことができます。

　煮もの、あえもの、炒めもの風、汁ものなど、そのメニューは幅広く、調味料をあとから加えるので、味にバリエーションをつけるのもお手のもの。また、食材は家にあるものでよく、組み合わせも自由ですから、レシピ（P20〜）を参考に工夫してみてください。

　時間があるときに詰めて7〜10パックをストックしておくと、即、栄養バランスのとれた食事が完成します。

赤

タンパク質

（肉、魚、豆、大豆製品など）

100g　加工食品の
場合は70g

緑

ビタミン、ミネラル、食物繊維

（野菜、フルーツ、海藻など）

100g

意識的にとりたい

栄養メモ

腸活を促すために積極的にとりたい栄養素ながら、不足しがちなのが「食物繊維」「ビタミンB6」「マグネシウム」「鉄分」の4つ。多く含む食材をまとめたので「赤」と「緑」の食材を選ぶときにも、ひとつの参考にしてみてください。

栄養素	よく含まれる食材
食物繊維 腸内細菌のバランスをととのえる 善玉菌のエサになる	**水溶性**：いも類、海藻類、大豆、 　　　　　麦、こんにゃく **不溶性**：大豆、穀類、豆類、麦、 　　　　　根菜、きのこ類
ビタミンB6 酵素の働きを助け、 ホルモンバランスをととのえる	カツオ、鮭、マグロ、鶏ささみ、 バナナ、玄米、そば、イワシ、サバ、 レバー、にんにく、ナッツ類
マグネシウム 酵素を活性化させ、筋肉や骨、 血管を健やかに保つ	玄米、そば、魚介類、海藻類、 緑色野菜（青菜、ブロッコリーなど）
鉄分 全身の細胞に酸素を届け、 貧血を防ぐ	豚レバー、鶏レバー、牛ヒレ肉やもも肉、 貝類（しじみ、あさり）、海藻類（ひじき）、 大豆加工品（厚揚げ、豆乳、納豆）、 青菜（小松菜、菜の花）、枝豆

腸活1パックの作り方

まずは**赤グループ100g**と**緑グループ100g**を用意します。「緑」の食材は2種類以上にすると、栄養や食感のバランスがさらにととのいます。これを**食べやすく切り、パックに詰めるだけ**でOKです。

用意するもの **保存用パックSサイズ**

作り方

1 食材を切る

食材は基本的に生のまま、食べやすい大きさに切る。薄切り肉やひき肉は軽くほぐしておくと、だんご状にかたまらない。

2 パックに詰めて保存する

取り出しやすいようにグループごとにまとめて入れる。平らにならし、空気を抜いてパックを閉じ、冷凍庫へ。

3 耐熱容器に移す

そのまま耐熱容器に移す。基本的に「赤」→「緑」の順に入れると、加熱時に「緑」の水分も利用できる。汁ものは大きめの容器にするとよい。

4 調味料や水分を加える

基本的には加熱前に調味料や水分を加えることで、食材に味がしっかり入る。「赤」グループは汁にひたして加熱すると、かたくならない。

5 ふんわりラップをかける

ラップをすることにより、加熱時間を短縮できる。基本的にはふんわりかけて、吹きこぼれないように湯気の抜け道をつくっておく。

6 電子レンジで加熱する

レンジ加熱なら、ガスやIHより時短になる。もし途中で吹きこぼれたら、調理時間内でも取り出す。

電子レンジ対応のパックであれば、そのまま加熱しても。その場合は、口を少し開けて加熱して。

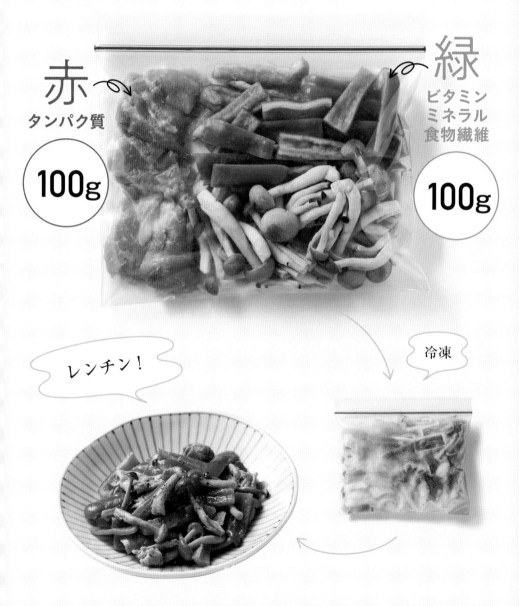

赤
タンパク質
100g

緑
ビタミン
ミネラル
食物繊維
100g

冷凍

レンチン！

レンチンで簡単！おいしい！

CHOUKATSU

腸活
1パックおかず

31

これさえあれば
栄養ばっちり

電子レンジでチン！するだけ。手軽においしく腸活できる31個の「腸活パック」を紹介します。同じパックでも加える調味料が異なれば、できあがるおかずはそれぞれ2種類。ごはんやパンを添えたり、ごはんや麺にのせたりすることで、あっという間に食卓が完成します。和・洋・中からエスニックまで味わいもバラエティに富んでいるので、毎日飽きることなく続けられるのもうれしいところ。また、タンパク質、ビタミン、ミネラル、食物繊維、ファイトケミカルなど、どれも体に必要な栄養がたっぷり詰まっていますから、健康寿命を延ばすためにもひと役買ってくれます。

さらに、ガスやIHより短時間で調理できる、栄養やうまみを逃さない、火を使わないので安心、片付けがラクなど、電子レンジ調理ならではの利点も！野菜の量が満たないときは、玉ねぎで代用すればOK。また、体のためには良質なオイルを加えるのもポイントなので、P36〜39を参考に選んでくださいね。

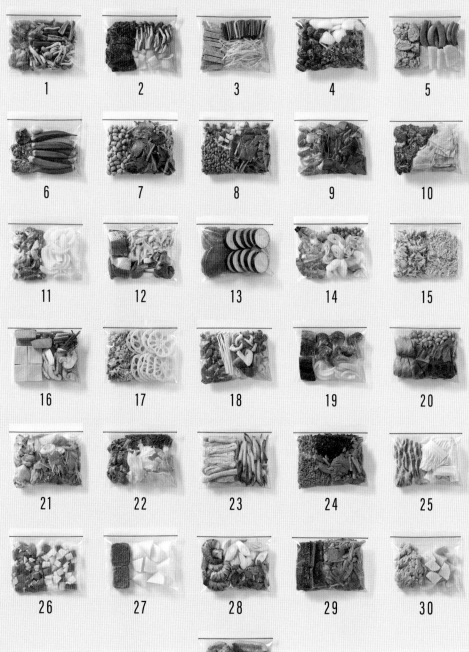

1   2   3   4   5

6   7   8   9   10

11   12   13   14   15

16   17   18   19   20

21   22   23   24   25

26   27   28   29   30

31

材料

豚もも肉
＋
ピーマン・しめじ

豚汁

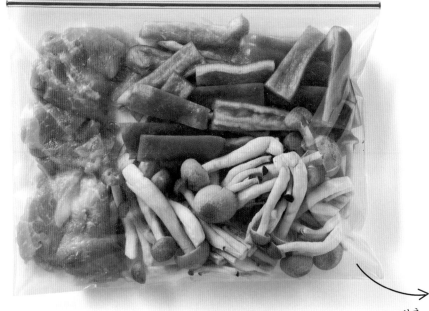

ポークマリネ

赤	豚もも薄切り肉 （3cm長さに切る）	100g
緑	ピーマン（1cm幅の短冊切り）	50g
	しめじ（大きくほぐす）	50g

\ 豚汁 /

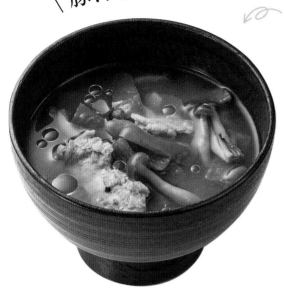

【追加材料】
調味料（みそ小さじ1、水120㎖）
／オイル〈P36〜39〉小さじ1

【作り方】
耐熱容器にパックの食材を入れる。
→調味料を加える。
→ふんりとラップをして電子レンジで6分加熱する。
→器に盛ってオイルを回しかける。

▶栄養成分（1人分）
エネルギー	209kcal
塩分	1.4g
タンパク質	24.2g
食物繊維	3.0g

【追加材料】
調味料（酢小さじ2、しょうゆ・砂糖各小さじ1）／オイル〈P36〜39〉小さじ1／こしょう少々

【作り方】
耐熱容器にパックの食材を入れる。
→混ぜ合わせた調味料をかける。
→ふんりとラップをして電子レンジで4分加熱する。
→器に盛ってオイルを回しかけ、こしょうを振る。

▶栄養成分（1人分）
エネルギー	214kcal
塩分	1.0g
タンパク質	23.9g
食物繊維	3.0g

\ ポークマリネ /

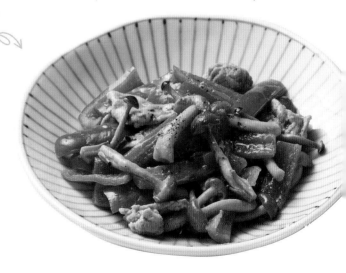

材料

牛もも肉
＋
しめじ・玉ねぎ

ビーフシチュー

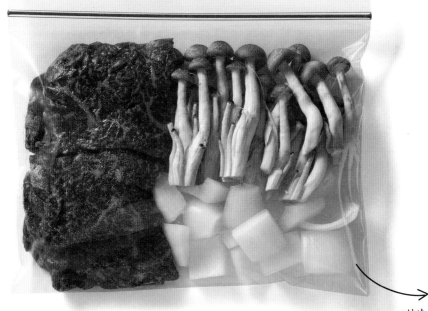

オイスターソース炒め

赤	牛もも薄切り肉 （半分に切る）	100g
緑	しめじ（大きくほぐす）	50g
	玉ねぎ（2cmの角切り）	50g

＼ ビーフシチュー ／

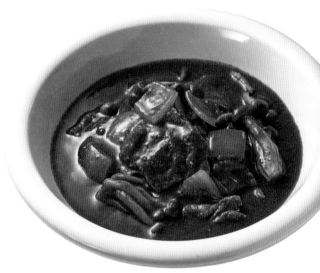

【追加材料】
水150㎖／ビーフシチュール
ウ1かけ（20g）／オイル〈P36
〜39〉小さじ1

【作り方】
耐熱容器に水を入れ、ルウを
刻んで加える。
→パックの牛肉を加えてから
め、しめじ、玉ねぎをのせる。
→ラップはせずに電子レンジ
で8分加熱する。
→混ぜ合わせて器に盛り、オ
イルを回しかける。

▶栄養成分（1人分）

エネルギー	378kcal
塩分	2.3g
タンパク質	22.2g
食物繊維	2.6g

＼ オイスターソース炒め ／

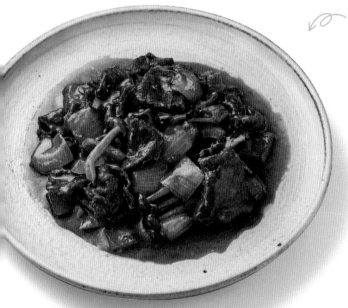

【追加材料】
オイスターソース大さじ
1と1/2／オイル〈P36〜
39〉小さじ1

【作り方】
耐熱容器にパックの食
材を入れる。
→ふんわりとラップをし
て電子レンジで4分加熱
する。
→オイスターソース、オ
イルを加えて混ぜる。

▶栄養成分（1人分）

エネルギー	311kcal
塩分	2.2g
タンパク質	22.1g
食物繊維	2.6g

材料

スパム
＋
もやし・にら

スパム野菜炒め

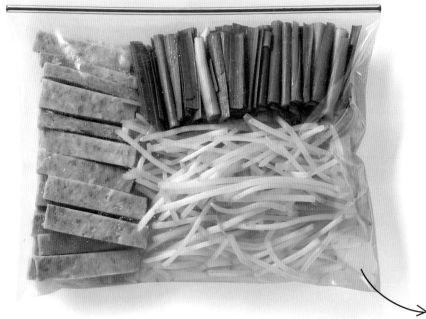

スパムと野菜のスープ

赤	スパム （1cm幅、5mm厚さの薄切り）	70g
緑	もやし（根切り）	80g
	にら（4〜5cm長さに切る）	20g

＼ スパム野菜炒め ／

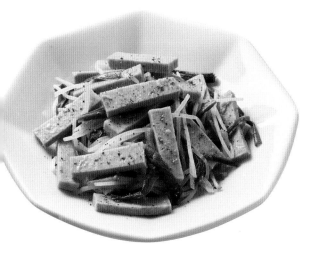

【追加材料】
調味料（オイル〈P36〜39〉小さ
じ1/2、塩・こしょう各少々）

【作り方】
耐熱容器にパックの食材を入
れる。
→ふんわりとラップをして電子
レンジで4分加熱する。
→野菜から出た水けを軽く切り、
調味料を加えて混ぜる。

▶栄養成分（1人分）

エネルギー	231kcal
塩分	2.1g
タンパク質	12.1g
食物繊維	1.7g

【追加材料】
水150㎖／オイル〈P36〜39〉
小さじ1/2／こしょう少々

【作り方】
耐熱容器にパックの食材を
入れる。
→水を加える。
→ふんわりとラップをして
電子レンジで7分加熱する。
→器に盛ってオイルを回し
かけ、こしょうを振る。

＼ スパムと野菜のスープ ／

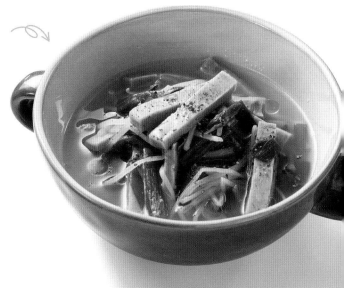

▶栄養成分（1人分）

エネルギー	231kcal
塩分	1.6g
タンパク質	12.1g
食物繊維	1.7g

材料

あさり
＋
パクチー・玉ねぎ

ボンゴレパスタ

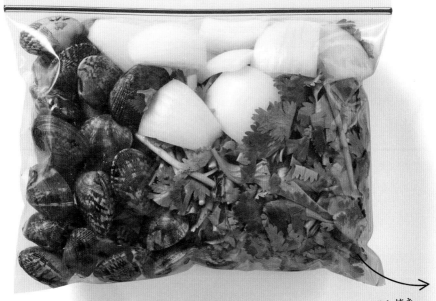

ベトナム風蒸し焼き

赤	あさり（殻付き、砂抜き）	250g（正味100g）
緑	パクチー （またはクレソン、せり。5㎝長さに切る）	50g
	玉ねぎ（3㎝の角切り）	50g

026

【追加材料】
にんにくのみじん切り小さじ1／オリーブ油小さじ1／パスタ50g／粉チーズ大さじ1／こしょう少々

【作り方】
パスタは袋の表示どおりにゆでる。
→耐熱容器ににんにくとオリーブ油を入れる。
→ふんわりとラップをして電子レンジで1分30秒加熱する。
→パックの食材を加え、ラップを戻して4分加熱して混ぜる。
→パスタを加えて混ぜる。
→器に盛り、粉チーズ、こしょうを振る。

＼ ボンゴレパスタ ／

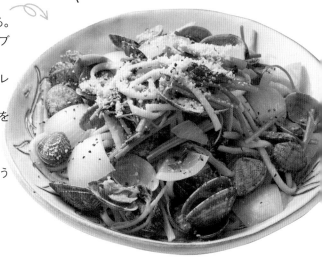

▶栄養成分（1人分）	
エネルギー	294kcal
塩分	2.4g
タンパク質	16.2g
食物繊維	4.1g

＼ ベトナム風蒸し焼き ／

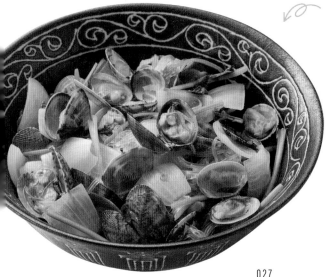

【追加材料】
春雨（乾燥）8g／水100㎖／調味料（ナンプラー小さじ1、オイル〈P36〜39〉小さじ1/2）

【作り方】
耐熱容器に春雨を入れ、水を加える。
→パックの食材を加える。
→ふんわりとラップをして電子レンジで7分加熱する。
→調味料を加えて混ぜる。

▶栄養成分（1人分）	
エネルギー	75kcal
塩分	2.4g
タンパク質	6.5g
食物繊維	0.1g

5/31

材料

ツナ缶
＋
じゃがいも・スナップえんどう

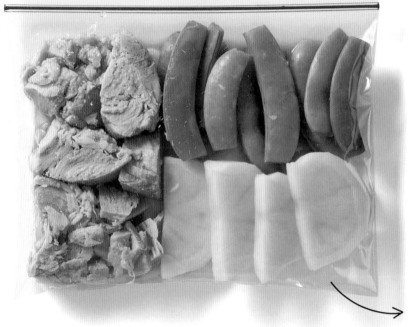

ツナじゃが汁

ニース風サラダ

赤	ツナ缶（オイル漬け。缶汁を切る）	70g
緑	じゃがいも（1cm幅の半月切り）	50g
	スナップえんどう（筋を取る）	50g

＼ツナじゃが汁／

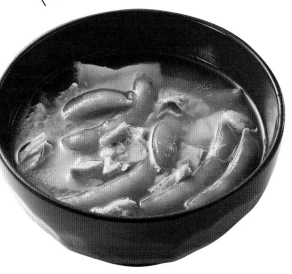

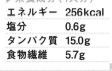

【追加材料】
調味料（液みそ小さじ2、水150㎖）
／オイル〈P36～39〉小さじ1/2

【作り方】
耐熱容器にパックの食材を入れる。
→調味料を加える。
→ふんわりとラップをして電子レンジで7分加熱する。
→器に盛ってオイルを回しかける。

▶栄養成分（1人分）

エネルギー	270kcal
塩分	1.9g
タンパク質	15.8g
食物繊維	5.7g

＼ニース風サラダ／

【追加材料】
ワインビネガー（または米酢）
小さじ1／こしょう少々

【作り方】
耐熱容器にパックの食材を入れる。
→ふんわりとラップをして電子レンジで5分加熱する。
→器に盛ってワインビネガーをかけ、こしょうを振る。

▶栄養成分（1人分）

エネルギー	256kcal
塩分	0.6g
タンパク質	15.0g
食物繊維	5.7g

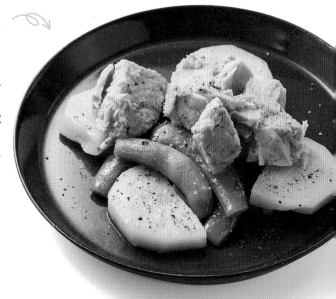

材料

サバ缶
＋
オクラ・にんにく

サバスープ

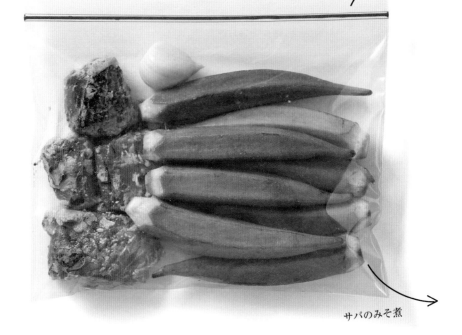

サバのみそ煮

赤	サバ缶（水煮。缶汁を切る）	70g
緑	オクラ（へたと先端を少々切り落とし、ガクのまわりをむく）	90g
	にんにく	10g（1かけ）

\ サバスープ /

【追加材料】
調味料(ナンプラー小さじ1、
水150mℓ)

【作り方】
耐熱容器にパックの食材
を入れ、サバはほぐす。
→調味料を加える。
→ふんわりとラップを
して電子レンジで6分
加熱する。

▶栄養成分(1人分)

エネルギー	161kcal
塩分	1.9g
タンパク質	17.8g
食物繊維	5.1g

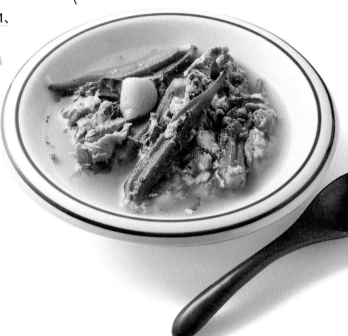

\ サバのみそ煮 /

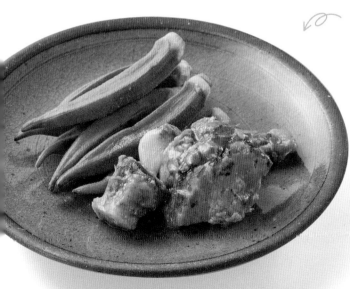

【追加材料】
調味料(みそ・砂糖・酒各
小さじ2)

【作り方】
耐熱容器に調味料を入れ
て混ぜる。
→パックの食材を加える。
→ふんわりとラップをし
て電子レンジで4分加熱
する。
→器に盛り、ボウルに残
った汁をかける。

▶栄養成分(1人分)

エネルギー	222kcal
塩分	2.1g
タンパク質	18.6g
食物繊維	5.7g

7/31

材料

大豆
＋
ほうれん草

チーズグラタン →

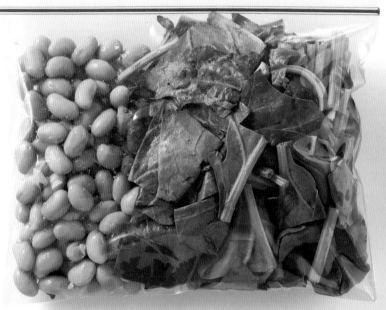

フムス →

赤	大豆（水煮。水けを軽く切る）	70g
緑	ほうれん草（4cm長さに切る）	100g

＼ チーズグラタン ／

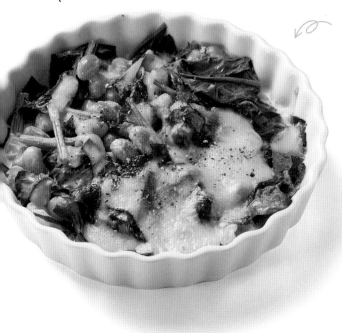

【追加材料】
牛乳50㎖／ピザ用チーズ
25g／こしょう少々

【作り方】
グラタン皿の内側にバター
（分量外）を塗る。
→パックの食材を混ぜ合わ
せて入れる。
→牛乳を注いでピザ用チー
ズを散らす。
→ふんわりとラップをして
電子レンジで5分加熱する。
→こしょうを振る。

▶栄養成分（1人分）

エネルギー	214kcal
塩分	1.2g
タンパク質	18.6g
食物繊維	7.6g

【追加材料】
調味料（オイル〈P36
〜39〉小さじ1、塩・
こしょう各少々）／
バゲット適宜

【作り方】
耐熱容器にパックの食
材を入れる。
→ふんわりとラップを
して電子レンジで6分
加熱する。
→フードプロセッサー
にかける。
→別のボウルに移して
調味料を加えて混ぜる。
→器に盛り、バゲット
を添える。

＼ フムス ／

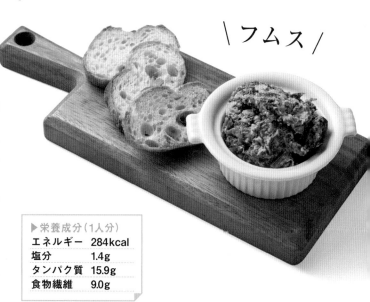

▶栄養成分（1人分）

エネルギー	284kcal
塩分	1.4g
タンパク質	15.9g
食物繊維	9.0g

8/31

材料

納豆
＋
ほうれん草・にんじん・玉ねぎ

具だくさん呉汁

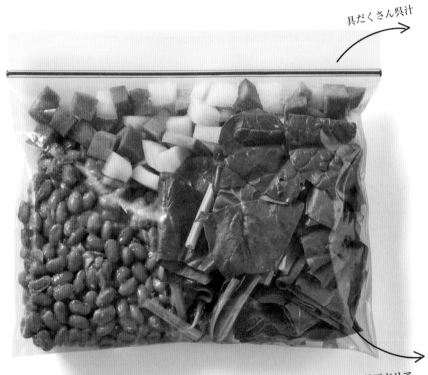

納豆ドリア

 赤　納豆　　　　　　　　　　　　　　　　　70g（2パック）

緑　ほうれん草（3cm長さに切る）　　　　50g
　　にんじん・玉ねぎ（1cmの角切り）　　計50g

【追加材料】
水150mℓ／液みそ小さじ2／オイル
〈P36〜39〉小さじ1/2

【作り方】
耐熱容器にパックの食材を
入れる。
→水を加える。
→ラップはかけずに電子レン
ジで6分加熱する。
→液みそを加え、オイルを回
しかける。

＼具だくさん呉汁／

▶栄養成分（1人分）

エネルギー	192kcal
塩分	1.3g
タンパク質	13.9g
食物繊維	7.2g

＼納豆ドリア／

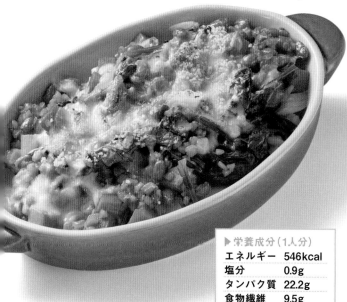

【追加材料】
温かいごはん150g／バタ
ー大さじ1／ピザ用チーズ
20g／粉チーズ小さじ1

【作り方】
ごはんにバターを混ぜ、バ
ター（分量外）を塗ったグ
ラタン皿に入れる。
→耐熱容器にパックの食材
を入れる。
→ふんわりとラップをして
電子レンジで5分加熱する。
→ごはんにのせ、ピザ用チ
ーズをのせて粉チーズをか
ける。
→オーブントースターで焦
げ目がつくまで7〜8分焼く。

▶栄養成分（1人分）

エネルギー	546kcal
塩分	0.9g
タンパク質	22.2g
食物繊維	9.5g

良質なオイルを使って
腸活効果アップ！

腸活には酵素が必要ですが、その働きをサポートしてくれるのがオイル。ビタミンAやDといった脂溶性ビタミンなど、腸活に有効な栄養素の吸収を高めてくれる効果もあります。その際、選びたいのは種実から搾った植物性オイルで、特におすすめなのがアマニ油、エゴマ油、ごま油、そしてオリーブ油。脳の認知機能低下や物忘れの防止、血液サラサラ効果、免疫力アップ、抗酸化作用にも期待できます。

好みに応じて複数種を選び、使い分けましょう。ただしカロリーも高いので、とりすぎは禁物。途中で混ぜたり、仕上げにかけたり、小さじ1/2〜1程度の適量を上手にいただきましょう。

オイルを使ううえで注意したいのが酸化。どんなに良質なオイルでも酸化した状態では逆効果です。腸内環境が乱れる要因になり、細胞やDNAが傷んだり、食中毒を起こしたり、おいしさを損なったりしていいことなし。空気、光、熱を避け、できれば冷蔵庫で保存してください。

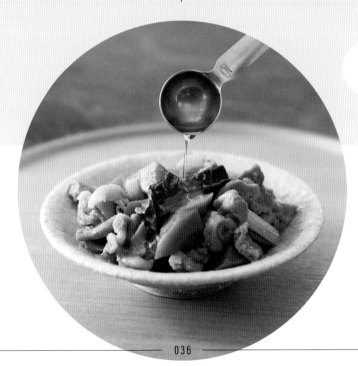

アマニ油

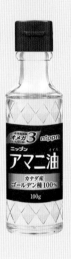

成熟した亜麻の種子を原料とするオイル。魚介に含まれるDHAやEPAと同じく不足しがちなオメガ3系脂肪酸なので、常備して積極的にとりたいところです。古代ギリシャのころから健康食品として使われていたというだけあり、血液サラサラや認知機能の改善が期待できる「α-リノレン酸」、更年期症状の改善や骨粗しょう症の予防、抗酸化作用で知られる「アマニリグナン」、腸活に欠かせない不溶性と水溶性の食物繊維が豊富。さらに最新の研究では、糖尿病対策やアレルギー症状の緩和、免疫の暴走を抑える働きがあることも確認され、さまざまな健康効果があるスーパーフードとして注目を集めています。

加熱したほうがα-リノレン酸の吸収率は上がりますが、熱に弱く酸化しやすいので、加熱は短時間で。保存は密閉して冷蔵しましょう。かすかな苦みがアクセントになるので、仕上げのオイルとしてもおすすめです。「優良アマニ商品認定マーク」がついたものを選びましょう。

常備してごま感覚で使いましょう！

アマニの種子をローストしたもので、炒りごまのように粒を残したもの、すりごまのように粉状にしたものがあります。アマニ油と同じ健康効果が期待でき、特に粒タイプは香りも食感も抜群。食材にまぶしたり、仕上げに振りかけたり、ごまのように手軽に使うことができます。また、水分を含むと粘りが出るので、ハンバーグなどのタネをまとめたり、たれやソースにとろみをつけたりするのも得意。ごはんに混ぜて炊けば、しっとりふくよかな仕上がりになります。

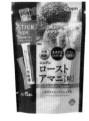

ローストアマニ

エゴマ油

アジア全域で栽培されるシソ科の一年草・エゴマの種子が原料で、日本では「シソ油」として売られていたことも。また、青じそによく似た葉は韓国では野菜として食べられ、日本では会津地方に「食べると10年長生きする」という説も伝わるそうです。アマニ油と同じオメガ3系脂肪酸で「α-リノレン酸」が約60％とたっぷり。抗炎症作用や抗酸化作用があり、アレルギー反応を抑える「ロズマリン酸」、尿酸値を下げ、肥満対策が期待できる「ルテオリン」といったポリフェノールを含むなど、アマニ油に負けず劣らず、体にいいオイルとして話題になっています。

アマニ油と同様、加熱したほうがα-リノレン酸の吸収率は上がりますが、こちらも熱に弱く酸化しやすいので、加熱は短時間、保存は密閉して冷蔵で。また、味と香りはほとんどせずにまろやか。料理を選ばず使うことができます。α-リノレン酸の含有量が高いものを選びましょう。

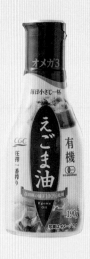

ごま油

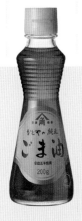

　ごまの種子を圧搾した、オメガ6系脂肪酸のオイル。焙煎してから圧搾するので、焙煎の程度によって香りの強さや色の濃さに違いが出ます。ごま油に含まれるファイトケミカルの「ゴマリグナン」は、セサミン、セサミノールなど6種類ほどで、肝臓の活性酸素を取り除き、肝機能を高め、強い抗酸化作用が期待できます。

　熱に強く酸化しにくい成分を含むので、光を避けての常温保存でOK。食欲がそそられる独特の香りやコク、うまみを存分に楽しみたいときは色が濃いものを、サラッと使いたいときは色が淡いものを、2種類そろえていると便利です。

オリーブ油

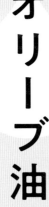

　オリーブの果実から搾られるオイルで、オメガ9系脂肪酸。主成分は「オレイン酸」で、腸を刺激して排便を促す効果があり、便秘解消が期待できます。また、ピリッと感じる刺激は、エクストラヴァージンに含まれる「オレオカンタール」という天然成分。抗炎症作用があり、地中海料理が心臓病の予防にいいとされるのも、この効果によるものと考えられます。

　紫外線に弱いので遮光されているボトルを選び、日光や蛍光灯の光を避けて冷暗所で保存しましょう。さまざまな種類がありますが、おいしさの面でも健康効果の面でも、精製されていない"100%オリーブジュース"、つまりは上質なエクストラヴァージンオリーブ油を選びましょう。

材料

豚もも肉
＋
にんじん・小松菜

豚と野菜のしっとり煮

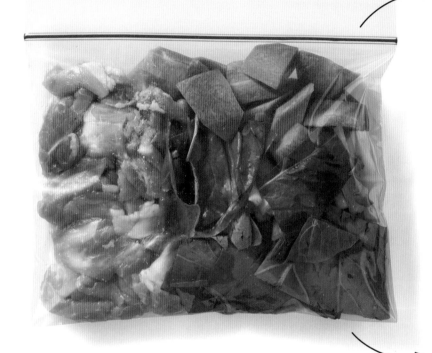

いろどり焼きそば

| 赤 | 豚もも薄切り肉
（3cm長さに切る） | 100g |
| 緑 | にんじん（乱切り）
小松菜（4cm長さに切る） | 50g
50g |

\ 豚と野菜のしっとり煮 /

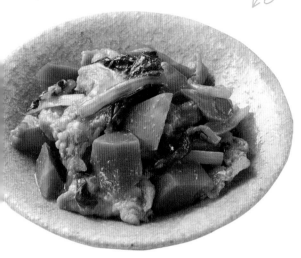

【追加材料】
**調味料（しょうゆ・砂糖・水各
小さじ2、片栗粉小さじ1/2）／
オイル〈P36～39〉小さじ1**

【作り方】
耐熱容器に調味料を入れて混ぜる。
→パックの豚肉を加えてからめる。
→にんじんと小松菜をのせる。
→ふんわりとラップをして電子レンジ
で6分加熱する。
→混ぜ合わせて器に盛り、オイルを回
しかける。

▶栄養成分（1人分）

エネルギー	229kcal
塩分	1.9g
タンパク質	24.0g
食物繊維	2.4g

\ いろどり焼きそば /

【追加材料】
**カップ焼きそば1個／ローストア
マニ（または炒りごま）小さじ1**

【作り方】
カップ焼きそばは表示どお
りに作る。
→耐熱容器にパックの食材
を入れる。
→ふんわりとラップをして
電子レンジで4分加熱する。
→器に移した焼きそばにか
け、ローストアマニを振る。

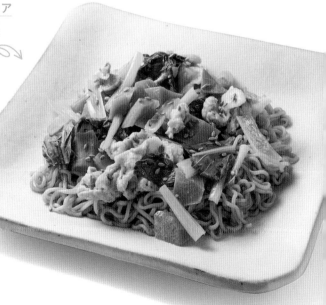

▶栄養成分（1人分）

エネルギー	582kcal
塩分	2.1g
タンパク質	32.1g
食物繊維	9.0g

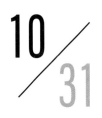

材料

牛肉
＋
キャベツ

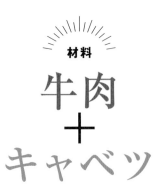

ホイコーロー

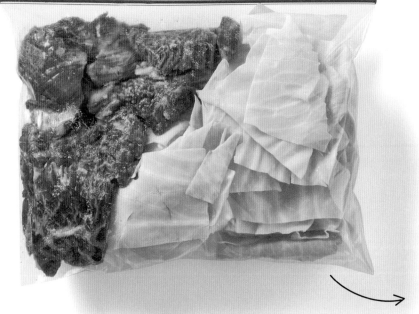

すき焼きごはん

| 赤 | 牛焼肉用肉 （半分に切る） | 100g |

| 緑 | キャベツ（4〜5cmの角切り） | 100g |

【追加材料】
調味料（甜麺醤〈または赤みそ〉大
さじ1/2、しょうゆ・酒・酢各小さ
じ1、片栗粉小さじ1/2）／オイル
〈P36〜39〉小さじ1/2

【作り方】
耐熱容器に調味料を入れて混ぜる。
→パックの牛肉を加えてからめる。
→キャベツをのせる。
→ふんわりとラップをして電子レン
ジで5分加熱する。
→器に盛ってオイルを回しかける。

\ ホイコーロー /

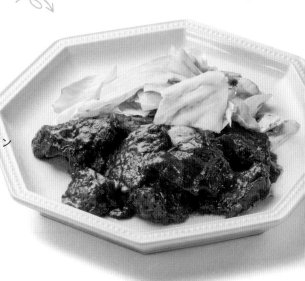

▶栄養成分（1人分）

エネルギー	257kcal
塩分	1.7g
タンパク質	23.1g
食物繊維	1.8g

\ すき焼きごはん /

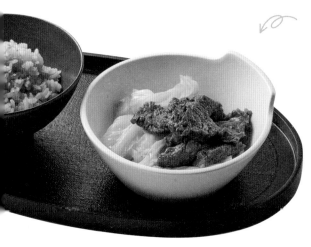

【追加材料】
調味料（しょうゆ・みりん各大さじ1）
／温かいごはん100g／ローストア
マニ（またはすりごま）小さじ1/2

【作り方】
耐熱容器に調味料を入れて混ぜる。
→パックの牛肉を加えてからめる。
→キャベツをのせる。
→ふんわりとラップをして電子レン
ジで5分加熱する。
→器に牛肉とキャベツを盛り、煮汁
を少々かける。
→残った煮汁にごはんを加える。
→ラップはかけずにレンジで1分加
熱し、ローストアマニを振って添える。

▶栄養成分（1人分）

エネルギー	432kcal
塩分	2.7g
タンパク質	27.0g
食物繊維	3.8g

材料

鶏むね肉
＋
玉ねぎ

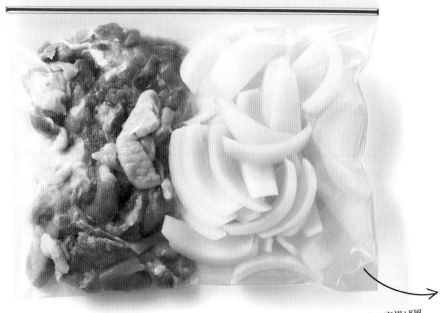

とろとろ親子丼

むぎゅっとアマニの鶏の唐揚げ風

赤	鶏むね肉 （皮なし。5〜7㎜厚さのそぎ切り）	100g
緑	玉ねぎ（1cm幅のくし形切り）	100g

\ とろとろ親子丼 /

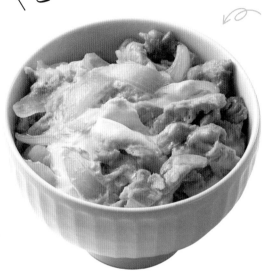

【追加材料】
調味料（しょうゆ小さじ2、砂糖・みりん
各小さじ1、片栗粉小さじ1/2、水50mℓ）
／溶き卵1個分／温かいごはん150g／
オイル〈P36〜39〉小さじ1

【作り方】
耐熱容器に調味料を入れて混ぜる。
→パックの食材を加える。
→ふんわりとラップをして電子レンジで5
分加熱する。
→溶き卵を加える。
→ラップを戻してレンジで40秒加熱する。
→丼に盛ったごはんにのせ、オイルを回し
かける。

▶栄養成分（1人分）	
エネルギー	517kcal
塩分	2.0g
タンパク質	35.1g
食物繊維	3.8g

\ むぎゅっとアマニの鶏の唐揚げ風 /

【追加材料】
調味料（塩こうじ・砂糖各小さじ1/2、
おろしにんにく小さじ1/4）／ロース
トアマニ（または炒りごま）大さじ1
／ピクルス適宜

【作り方】
パックの鶏肉を耐熱皿に並べ、調味
料、ローストアマニをまぶす。
→玉ねぎをのせる。
→ふんわりとラップをして電子レン
ジで4分加熱する。
→器に盛り、ピクルスを添える。

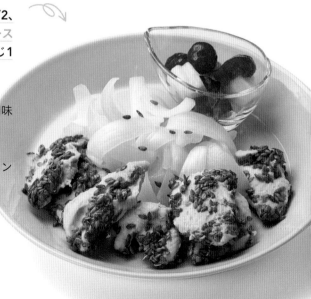

▶栄養成分（1人分）	
エネルギー	216kcal
塩分	0.4g
タンパク質	26.8g
食物繊維	4.3g

12 / 31

材料

鮭
＋
ごぼう・チンゲン菜

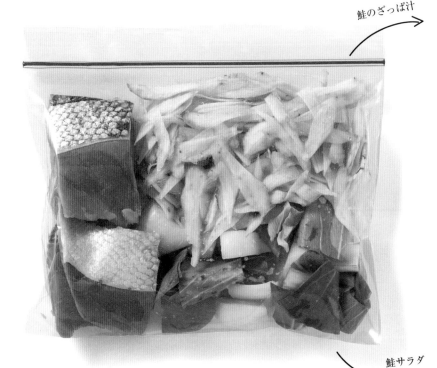

鮭のざっぱ汁 →

鮭サラダ →

赤	鮭 （甘塩、切り身。ひと口大に切る）	100g
緑	ごぼう（ささがきにし、水に放して水けを切る）	50g
	チンゲン菜（2cm幅のざく切り）	50g

\ 鮭のざっぱ汁 /

【追加材料】
調味料（しょうゆ・酒各小さじ1、水120mℓ）／ローストアマニ（または炒りごま）小さじ1/2

【作り方】
耐熱容器にパックの食材を入れる。
→調味料を加える。
→ふんわりとラップをして電子レンジで7分加熱する。
→器に盛り、ローストアマニを振る。

▶栄養成分（1人分）

エネルギー	179kcal
塩分	1.8g
タンパク質	24.4g
食物繊維	4.0g

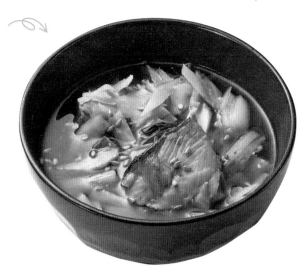

\ 鮭サラダ /

【追加材料】
塩・こしょう各少々／オイル〈P36〜39〉小さじ1

【作り方】
耐熱容器にパックの食材を入れる。
→ふんわりとラップをして電子レンジで4分加熱する。
→鮭をほぐし、塩、こしょうを混ぜる。
→器に盛ってオイルを回しかける。

▶栄養成分（1人分）

エネルギー	192kcal
塩分	1.1g
タンパク質	23.5g
食物繊維	3.5g

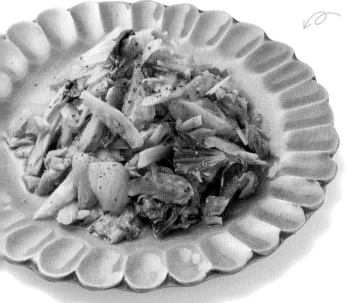

材料

カジキ
＋
なす

ぶっかけ漁師めし

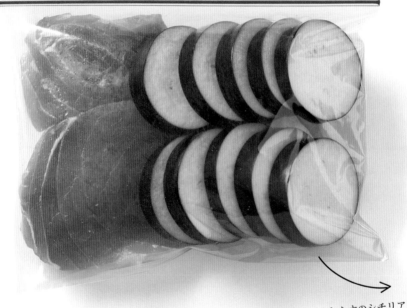

カジキとなすのシチリア風

| 赤 | カジキ
(生、切り身。2〜3つに切る) | 100g |
| 緑 | なす(1cm幅の輪切り) | 100g |

＼ ぶっかけ漁師めし ／

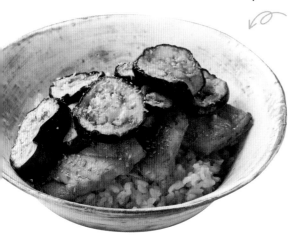

【追加材料】
調味料（しょうゆ・砂糖各小さじ2）／
温かいごはん150g／ローストアマ
ニ（またはすりごま）小さじ1

【作り方】
耐熱容器に調味料を入れて混ぜる。
→パックのカジキを加えてからめる。
→なすをのせる。
→ふんわりとラップをして電子レンジ
で5分加熱する。
→丼に盛ったごはんにカジキとなす
をのせる。
→ボウルに残った汁を回しかけ、ロー
ストアマニを振る。

▶栄養成分（1人分）

エネルギー	414kcal
塩分	1.9g
タンパク質	29.7g
食物繊維	5.4g

【追加材料】
塩こうじ小さじ1／オイル
〈P36〜39〉小さじ1/2／こ
しょう少々

【作り方】
耐熱容器にパックの食材を
入れる。
→ふんわりとラップをして
電子レンジで4分加熱する。
→器になすを盛り、カジキ
をのせる。
→ボウルに残った汁に塩こ
うじを混ぜてかける。
→オイルを回しかけ、こし
ょうを振る。

＼ カジキとなすのシチリア風 ／

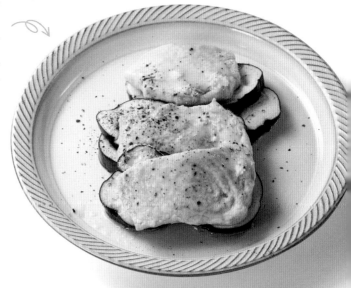

▶栄養成分（1人分）

エネルギー	148kcal
塩分	0.7g
タンパク質	24.3g
食物繊維	2.2g

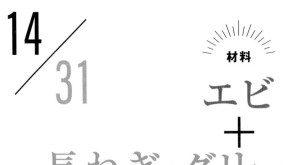

材料

エ ビ
＋
長ねぎ・グリーンピース

エビ入り焼きビーフン →

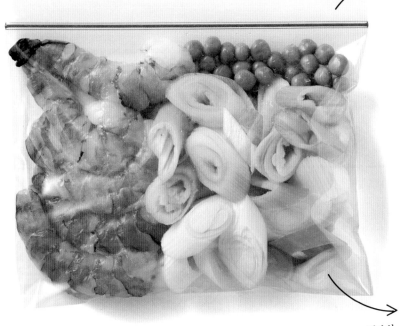

← エビチリ

赤	エビ （ブラックタイガー。背わたと殻を取る）	120g（正味100g）
緑	長ねぎ（青い部分も含む。1cm幅の斜め切り）	80g
	グリーンピース（水煮。水けを切る）	20g

\ エビ入り焼きビーフン /

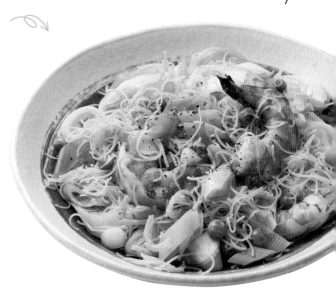

【追加材料】
ビーフン（インスタント）70g
／水150mℓ／ごま油大さじ1
／こしょう少々

【作り方】
耐熱容器にパックの食材を入れる。
→ビーフンを袋の外から握って砕いて加える。
→水を加える。
→ふんわりとラップをして電子レンジで7分加熱する。
→ごま油を加えて混ぜる。
→器に盛り、こしょうを振る。

▶栄養成分（1人分）

エネルギー	476kcal
塩分	2.2g
タンパク質	24.3g
食物繊維	4.3g

\ エビチリ /

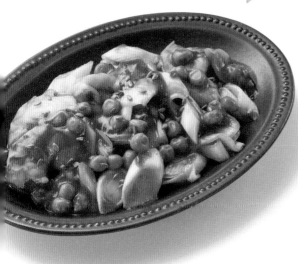

【追加材料】
調味料（トマトケチャップ・水各大さじ2、ラー油・しょうゆ・片栗粉各小さじ1）／ローストアマニ（または炒りごま）小さじ1

【作り方】
耐熱容器に調味料を入れて混ぜる。
→パックのエビを加えてからめる。
→長ねぎとグリーンピースをのせる。
→ふんわりとラップをして電子レンジで4分加熱する。
→全体を混ぜる。
→器に盛り、ローストアマニを振る。

▶栄養成分（1人分）

エネルギー	222kcal
塩分	2.2g
タンパク質	21.2g
食物繊維	5.1g

15 / 31

かに風味かまぼこ
＋
切り干し大根

切り干し大根の
アマニ酢あえ

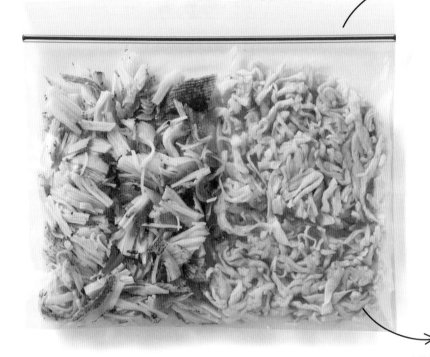

ベトナム風サラダ

赤	かに風味かまぼこ （1.5㎝幅に切ってほぐす）	70g
緑	切り干し大根（乾燥。水で戻して絞り、 3㎝長さのざく切り）	100g（乾燥時20g）

切り干し大根のアマニ酢あえ

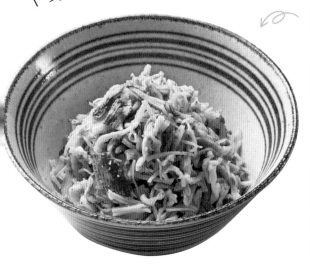

【追加材料】
調味料（酢大さじ1、ローストアマニ〈またはすりごま〉小さじ2、しょうゆ・砂糖各小さじ1）

【作り方】
耐熱容器にパックの食材を入れる。
→ふんわりとラップをして電子レンジで1分加熱する。
→調味料を加えて混ぜる。

▶栄養成分（1人分）

エネルギー	186kcal
塩分	2.5g
タンパク質	12.6g
食物繊維	6.1g

ベトナム風サラダ

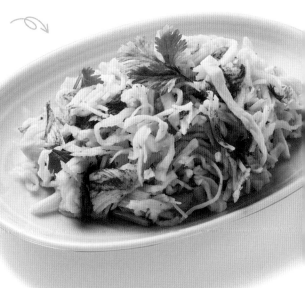

【追加材料】
調味料（ナンプラー・酢各小さじ1、ラー油小さじ1/2〜1、水大さじ1）／パクチー1本（飾り用に1枝残して1cm幅に切る）

【作り方】
耐熱容器に調味料を入れて混ぜ合わせる。
→パックの食材を加えてあえる。
→ふんわりとラップをして電子レンジで1分加熱する。
→切ったパクチーを加えて混ぜる。
→器に盛り、パクチーを飾る。

▶栄養成分（1人分）

エネルギー	140kcal
塩分	2.3g
タンパク質	10.7g
食物繊維	4.4g

材料

高野豆腐
＋
しいたけ・かぼちゃ・小ねぎ

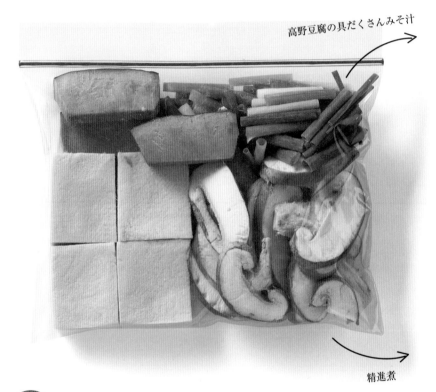

高野豆腐の具だくさんみそ汁

精進煮

赤	高野豆腐（乾燥。たっぷりの水に 1分ひたして水けを絞り、十字に切る）	70g （乾燥時16.5g）
緑	しいたけ（薄切り）	40g
	かぼちゃ（1cm幅の台形切り）	50g
	小ねぎ（3cm長さに切る）	10g

高野豆腐の具だくさんみそ汁

【追加材料】
調味料（液みそ小さじ2、水150㎖）／オイル〈P36〜39〉小さじ1/2

【作り方】
耐熱容器にパックの食材を入れる。

→調味料を加える。

→ふんわりとラップをして電子レンジで7分加熱する。

→器に盛ってオイルを回しかける。

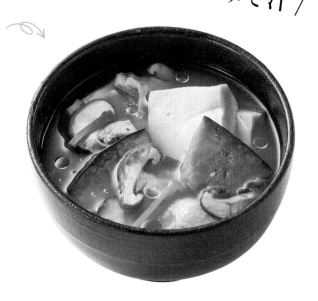

▶栄養成分（1人分）

エネルギー	167kcal
塩分	1.5g
タンパク質	11.5g
食物繊維	4.5g

精進煮

【追加材料】
調味料（砂糖・酒各大さじ1、しょうゆ小さじ1、水50㎖）／ローストアマニ（または炒りごま）小さじ1／あおさのり少々

【作り方】
耐熱容器に調味料を入れて混ぜる。

→パックの食材を加える。

→ふんわりとラップをして電子レンジで6分加熱する。

→器に盛り、ローストアマニとあおさのりをのせる。

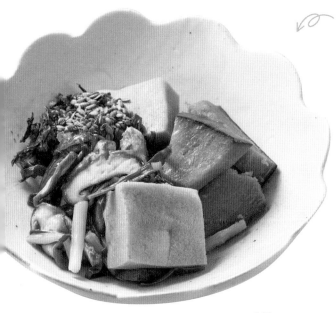

▶栄養成分（1人分）

エネルギー	214kcal
塩分	1.1g
タンパク質	12.2g
食物繊維	5.5g

しょうがを利かせて
腸活効果アップ！

酵素が心地よく感じる温度は36〜37℃。人間にとっても健康的な平熱とされる体温です。体が冷えているとせっかくの酵素も働きがにぶくなってしまうので、腸活のためには体温を上げることもポイントになります。

そこで便利なのが、しょうが。辛み成分であるショウガオールには体を温める作用があるので、いつものおかずにピリリと利かせるだけで、手軽に体温を上げることができます。

冷えは万病のもとといわれますから、そもそも体温を上げるのは体にとっていいことですが、しょうがによるメリットはそれだけではありません。免疫力を高める、血行を改善する、疲労を回復する、消化力を高める、体や脳を若々しく保つ、がんや生活習慣病を予防する……しょうがの辛み成分や香りは、じつに多彩なパワーを秘めています。毎日健やかに暮らすために、しょうがはひと役買ってくれます。

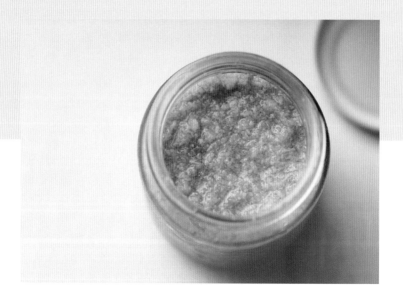

保存がきいて便利!
「シュガーしょうが」の作り方

しょうがはそのまま料理に加えてもおいしいですが、
おすすめしたいのが「シュガーしょうが」。
そのつどおろす手間なく手軽に使えるうえ、
ほのかな甘みとレモンのさわやかな酸味で、風味をプラスしてくれます。
おろししょうがの登場するレシピならどんな料理にも代用でき、
また、湯で溶くだけでも、コーヒーや紅茶に入れるだけでも、
おいしいドリンクになります。まさに万能調味料。
冷蔵庫で1カ月、冷凍庫で半年ほど保存できるので、
新しょうがの時季に作りおきしましょう。

材料／作りやすい分量(160g分)

新しょうが(皮付き) … 100g	砂糖 … 30g
水 … 大さじ2	レモン汁 … 小さじ1

作り方

1 しょうがはまるごと洗い、ペーパータオルで水けを取る。
　汚れている部分だけ皮を除き、おろす。
　フードプロセッサーを使ってもよい。

2 ボウルに入れ、水と砂糖、レモン汁を加えて混ぜる。

3 煮沸消毒した保存ビンに詰め、ラップはかけずに
　電子レンジ弱(100〜200W)または解凍キーで30秒加熱する。

4 ふたをし、あら熱がとれたら冷蔵庫、または冷凍庫で保存する。

\ シュガーしょうがの使い方 /

ドリンクに混ぜて、食材にのせて、仕上げに加えて

使い方は自由自在。体温アップにひと役買ってくれるだけでなく、
おいしさもアップさせてくれます。

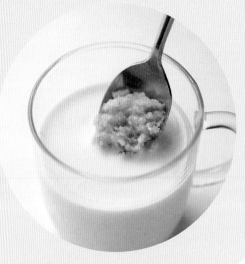

豆乳に混ぜて

ティースプーン1～2杯をお好みで混ぜます。特有の豆くささが消え、クリーミーな冷やしあめのような味わいに。ぐっと飲みやすくなります。

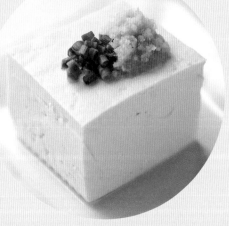

豆腐にのせて

冷ややっこや温やっこの薬味として適量をのせます。血流をよくして体を温めるねぎと一緒にのせることで、効果倍増も期待できます。

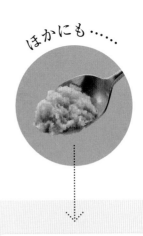

ほかにも……

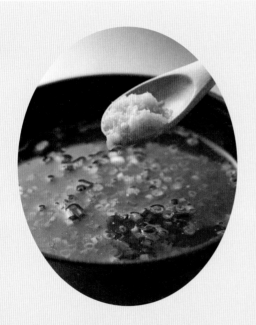

みそ汁に加えて

ティースプーン1杯ほどを仕上げに加えます。コクが深まるだけでなく、しょうがの香りで上品なお椀になります。

P61

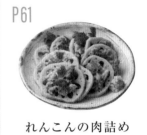

れんこんの肉詰め

P63

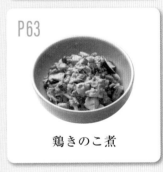

鶏きのこ煮

P65

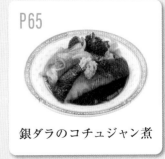

銀ダラのコチュジャン煮

材料

豚ひき肉
＋
れんこん

れんこんの肉詰め

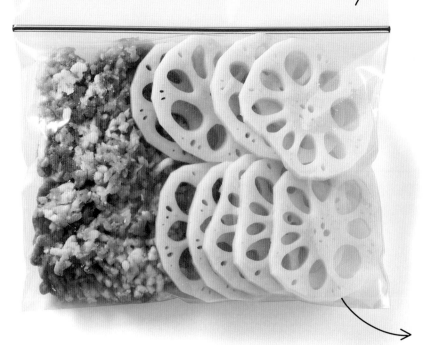

中国おこわ

赤 豚ひき肉
（塩こうじ小さじ1を混ぜる） 100g

緑 れんこん（5mm幅の輪切り） 100g

＼ れんこんの肉詰め ／

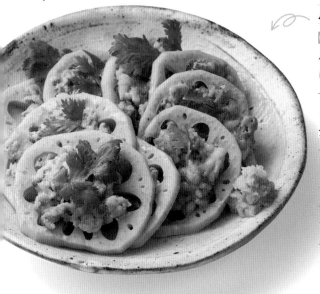

【追加材料】
シュガーしょうが（またはおろし
しょうが）小さじ1、イタリアン
パセリ適宜

【作り方】

パックのひき肉をペーパータオル
にのせる。

→ラップをかけずに電子レンジ弱
（100〜200W）または解凍キーで1
分加熱する。

→れんこんをまな板に並べ、穴に
ひき肉を詰める。

→耐熱容器に入れる。

→ふんわりとラップをしてレンジ
で5分加熱する。

→汁ごと器に盛り、シュガーしょう
がを添え、パセリを散らす。

▶栄養成分（1人分）

エネルギー	189kcal
塩分	0.8g
タンパク質	23.4g
食物繊維	2.1g

【追加材料】

調味料（オイスターソース小さじ2、水
100㎖）／もち米1/2合／ローストアマ
ニ（または炒りごま）小さじ1

【作り方】

パックのひき肉をペーパータオルにのせる。

→ラップをかけずに電子レンジ弱（100〜200
W）または解凍キーで1分加熱する。

→耐熱容器に入れ、調味料を加えて混ぜる。

→もち米を加え、れんこんをのせる。

→両端を5㎜ずつあけてラップをし、レンジ
で5〜6分加熱する。

→煮立ったら弱（100〜200W）または解凍キー
で12分加熱し、混ぜる。

→器に盛ってローストアマニを振る。

▶栄養成分（1人分）

エネルギー	494kcal
塩分	2.2g
タンパク質	30.2g
食物繊維	3.3g

＼ 中国おこわ ／

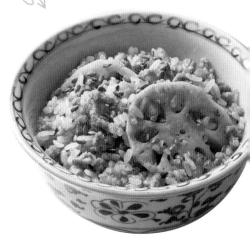

材料

鶏もも肉
＋
きのこ

鶏きのこマリネ

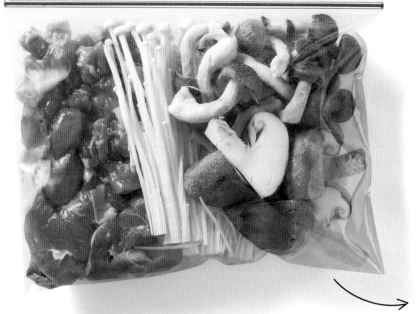

鶏きのこ煮

赤	鶏もも肉（皮付き。ナイフの先などで皮全体に穴をあけ、8等分する）	100g
緑	きのこ（しめじ、えのき、しいたけなど。食べやすく切る）	計100g

【追加材料】
調味料(酢大さじ1、砂糖小さじ1、塩小さじ1/6、赤唐辛子の輪切り2〜3個)／小ねぎの小口切り少々／オイル〈P36〜39〉小さじ1/2

【作り方】
耐熱容器に調味料を入れて混ぜる。
→パックの鶏肉を加えてからめ、きのこをのせる。
→ふんわりとラップをして電子レンジで5分加熱する。
→小ねぎを混ぜて器に盛り、オイルを回しかける。

▶栄養成分(1人分)

エネルギー	262kcal
塩分	1.2g
タンパク質	19.3g
食物繊維	3.9g

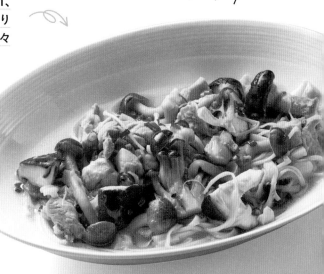

【追加材料】
調味料(しょうゆ・みそ・砂糖・酒各小さじ1)／ローストアマニ(または炒りごま)小さじ1／シュガーしょうが(またはおろししょうが)小さじ1

【作り方】
耐熱容器に調味料を入れ、なめらかになるまで泡立て器で混ぜる。
→パックの鶏肉を加えてからめ、きのこをのせる。
→ふんわりとラップをして電子レンジで5分加熱する。
→器にきのこと鶏肉を盛る。
→ボウルに残った煮汁にローストアマニとシュガーしょうがを加えて混ぜ、かける。

\ 鶏きのこ煮 /

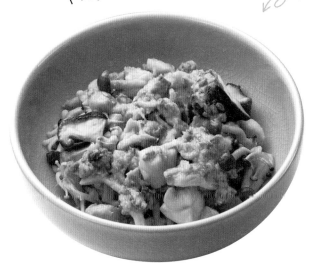

▶栄養成分(1人分)

エネルギー	285kcal
塩分	1.8g
タンパク質	21.4g
食物繊維	5.2g

材料

銀ダラ
＋
玉ねぎ・ブロッコリー

銀ダラのコチュジャン煮

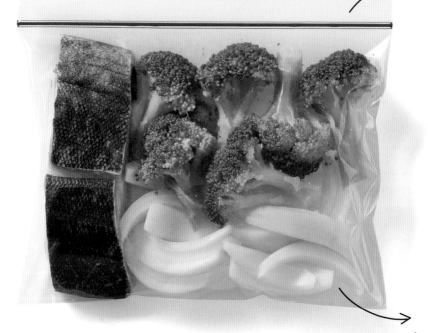

銀ダラのムニエル

赤	銀ダラ (生、切り身。皮1カ所に切り目を入れる)	100g
緑	玉ねぎ (1cm幅のくし形切り)	50g
	ブロッコリー (小房に分ける)	50g

銀ダラのコチュジャン煮

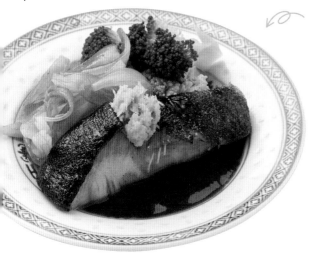

【追加材料】
調味料（コチュジャン・酒各大さじ1）／シュガーしょうが（またはおろししょうが）小さじ1

【作り方】
耐熱容器に調味料を合わせる。
→パックの銀ダラを加えてからめ、玉ねぎとブロッコリーをのせる。
→ふんわりとラップをして電子レンジで5分加熱する。
→器に銀ダラと野菜を盛り、残った汁をかけ、シュガーしょうがをのせる。

▶栄養成分（1人分）	
エネルギー	167kcal
塩分	1.5g
タンパク質	22.1g
食物繊維	3.5g

銀ダラのムニエル

【追加材料】
調味料（小麦粉・ローストアマニ〈またはすりごま〉各小さじ1、塩少々）／オイル〈P36〜39〉小さじ1/2／こしょう少々／レモンのくし形切り1個

【作り方】
ポリ袋に調味料を入れる。
→パックの銀ダラを加え、振り混ぜる。
→耐熱容器に玉ねぎとブロッコリーを入れる。
→銀ダラを調味料ごと加える。
→ふんわりとラップをして電子レンジで4分加熱する。
→器に盛る。
→ボウルに残った汁にオイルを混ぜて回しかけ、こしょうを振り、レモンを添える。

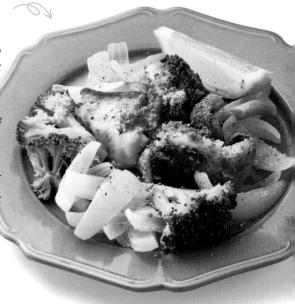

▶栄養成分（1人分）	
エネルギー	158kcal
塩分	0.5g
タンパク質	21.8g
食物繊維	4.4g

材料

カツオ
＋
枝豆・ほうれん草

カツオの炊き込みごはん

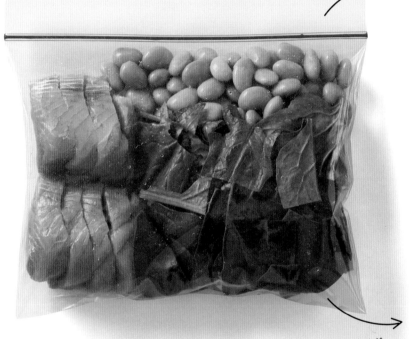

カツオサラダ

赤	カツオ（刺し身用）	100g
緑	枝豆（ゆでてさやから出したもの）	50g
	ほうれん草（3cm長さに切る）	50g

【追加材料】
米1/2合／調味料（しょうゆ・
酒各小さじ2、水100㎖）

【作り方】
耐熱容器に米と調味料を入れて混
ぜる。
→パックの食材をのせる。
→両端を5㎜ずつあけてラップを
し、電子レンジで5〜6分加熱する。
→煮立ったら弱（100〜200W）ま
たは解凍キーで12分加熱する。
→全体を混ぜる。

＼ カツオの炊き込みごはん ／

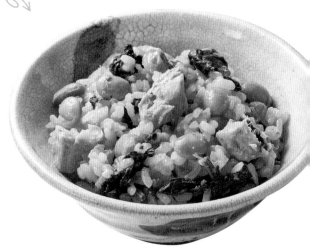

▶栄養成分（1人分）

エネルギー	511kcal
塩分	1.4g
タンパク質	37.6g
食物繊維	4.3g

＼ カツオサラダ ／

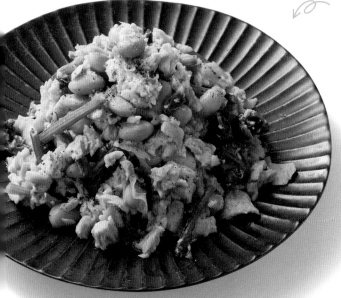

【追加材料】
オイル〈P36〜39〉小さじ1／
酢玉ねぎ〈P104*〉大さじ1／
塩・こしょう各少々
＊玉ねぎの薄切り少々と酢小
さじ1を混ぜたものでもOK。

【作り方】
耐熱容器にパックの食材を入
れる。
→ふんわりとラップをして電
子レンジで5分加熱する。
→オイルを加え、カツオをほ
ぐして混ぜる。
→酢玉ねぎを加えて混ぜ、塩、
こしょうを振る。

▶栄養成分（1人分）

エネルギー	263kcal
塩分	0.7g
タンパク質	32.1g
食物繊維	4.1g

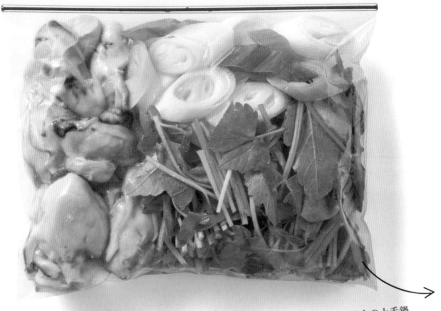

材料

カキ
＋
せり・長ねぎ

カキのアヒージョ

カキの土手鍋

| 赤 | カキ
（生。塩水で振り洗いする） | 100g |
| 緑 | せり（4cm長さに切る）
長ねぎ（1cm幅の斜め切り） | 50g
50g |

＼ カキのアヒージョ ／

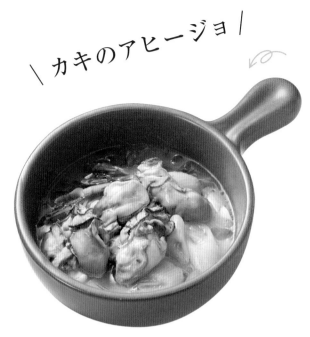

【追加材料】
**オリーブ油（またはアマニ油）
大さじ1／こしょう少々**

【作り方】
耐熱容器にパックの食材を入れる。
→ふんわりとラップをして電子レンジで4分加熱する。
→オリーブ油を回しかけ、こしょうを振る。

▶栄養成分（1人分）

エネルギー	193kcal
塩分	1.2g
タンパク質	8.6g
食物繊維	2.6g

【追加材料】
水150ml／調味料（みそ・砂糖・酒各大さじ1）

【作り方】
レンジ用1人用鍋（または1ℓの耐熱容器）に水を入れる。
→パックのせりと長ねぎを加える。
→ふんわりとラップをして電子レンジで4分加熱する。
→カキを入れ、ラップを戻してレンジで1〜2分加熱する。
→混ぜ合わせた調味料を中央に加える。

＼ カキの土手鍋 ／

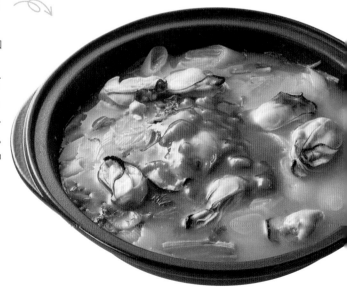

▶栄養成分（1人分）

エネルギー	196kcal
塩分	2.2g
タンパク質	11.0g
食物繊維	3.5g

材料

イワシ缶
＋
めかぶ・キャベツ

トムヤムクン風スープ

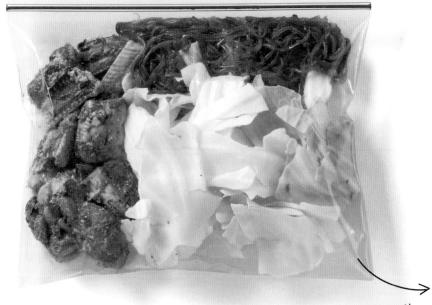

めかぶの冷や汁

赤	イワシ缶（水煮。缶汁を切る）	70g（正味）
緑	めかぶ（味付き市販品。汁ごと）	40g
	キャベツ（ひと口大にちぎる）	60g

\\ トムヤム風スープ /

【追加材料】
水100㎖／ローストアマニ（またはすりごま）／こしょう少々

【作り方】
耐熱容器にパックのイワシとキャベツを入れる
→水を注ぐ。
→ふんわりとラップをして電子レンジで4分加熱する。
→器に盛ってめかぶを加える。
→ローストアマニとこしょうを振る。

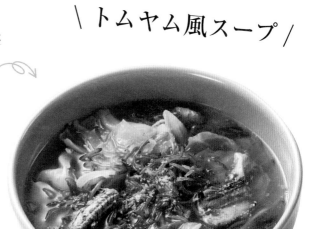

▶栄養成分（1人分）

エネルギー	152kcal
塩分	1.4g
タンパク質	16.1g
食物繊維	2.8g

\\ めかぶの冷や汁 /

【追加材料】
調味料（液みそ〈またはみそ〉小さじ1、オイル〈P36〜39〉小さじ1、水120㎖）／温かいごはん150g

【作り方】
耐熱容器にパックのイワシとキャベツを入れる。
→ふんわりとラップをして電子レンジで3分加熱する。
→めかぶと調味料を加えて混ぜる。
→器に盛ったごはんにかける。

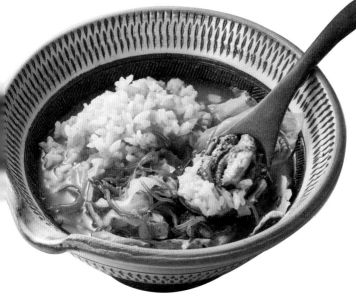

▶栄養成分（1人分）

エネルギー	417kcal
塩分	2.1g
タンパク質	19.9g
食物繊維	4.6g

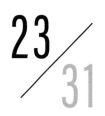

材料

油揚げ + きゅうり

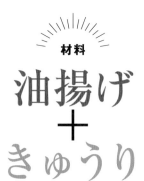

薄切りソテー

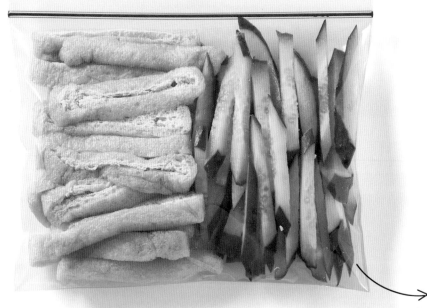

スクランブルエッグ

 赤 油揚げ
（1cm幅の短冊切り）
40g（1枚）
＊大豆水煮70gに相当

 緑 きゅうり（3mm幅の斜め切りにし、細切り）
100g（1本）

薄切りソテー

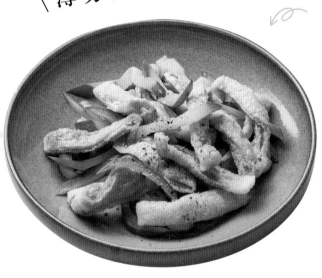

【追加材料】
調味料（しょうゆ小さじ1、オイル〈P36〜39〉小さじ1/2）、こしょう少々

【作り方】
耐熱容器にパックの食材を入れる。
→ふんわりとラップをして電子レンジで4分加熱する。
→調味料を加えて混ぜる。
→器に盛り、こしょうを振る。

▶栄養成分（1人分）

エネルギー	186kcal
塩分	0.9g
タンパク質	10.9g
食物繊維	1.6g

スクランブルエッグ

【追加材料】
卵1個／塩少々／オイル〈P36〜39〉小さじ1/2／こしょう少々

【作り方】
耐熱容器に卵を溶いて混ぜる。
→パックの食材を加える。
→塩を振る。
→ふんわりとラップをして電子レンジで5分加熱する。
→オイルを混ぜ、こしょうを振る。

▶栄養成分（1人分）

エネルギー	252kcal
塩分	0.4g
タンパク質	16.5g
食物繊維	1.6g

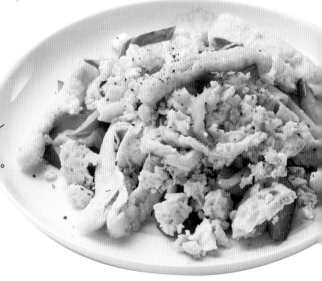

大豆ミート
＋
春菊・ひじき

青菜そぼろめし

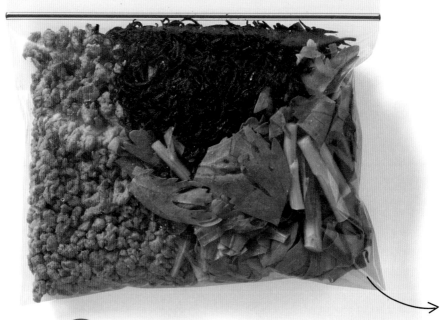

中国風スープ

赤	大豆ミート（ひき肉タイプ*）	100g
緑	春菊（4cm長さに切る）	70g
	ひじき（生、または戻したもの）	30g

＊乾燥タイプを使用するときは、耐熱容器に大豆ミート（乾燥）30gを入れ、
水70mlを加えてふんわりとラップをし、電子レンジで1分加熱して戻す。

【追加材料】
調味料（しょうゆ・砂糖各小さじ2）／水120㎖／米1/2合／ローストアマニ（またはすりごま）小さじ1

【作り方】
耐熱容器に調味料を入れて混ぜる。
→パックの大豆ミートとひじき、水を加える。
→米を加えて春菊をのせる。
→両端を少しずつあけてラップをし、電子レンジで4〜5分加熱する。
→煮立ったら弱（100〜200W）または解凍キーで12分加熱する。
→ローストアマニを加えて混ぜる。

\ 青菜そぼろめし /

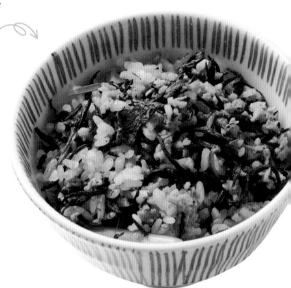

▶栄養成分（1人分）	
エネルギー	444kcal
塩分	2.0g
タンパク質	22.4g
食物繊維	10.6g

\ 中国風スープ /

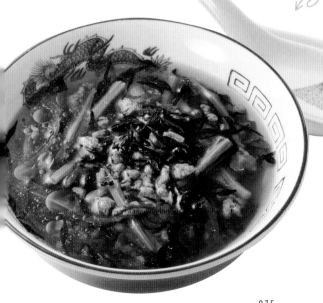

【追加材料】
水150㎖／調味料（しょうゆ小さじ1、オイル〈P36〜39〉小さじ1/2）

【作り方】
耐熱容器にパックの食材を入れる。
→水を注ぐ。
→ラップはかけずに電子レンジで5分加熱する。
→調味料を加えて混ぜる。

▶栄養成分（1人分）	
エネルギー	137kcal
塩分	1.2g
タンパク質	16.3g
食物繊維	9.3g

発酵食材を取り入れて
腸活効果アップ！

Column 3

腸活をパワフルに応援してくれるのが発酵食品。善玉菌が含まれるばかりか、善玉菌のエサにもなってくれるので、腸内細菌のバランスが効率よくととのうのです。

発酵食品というと納豆、ヨーグルト、キムチなどを思い浮かべますが、じつはその種類はうんと多彩。発酵させて作る調味料類や、干していぶして寝かせるかつお節や昆布など、日常的な食材にもたくさんあります。うまみやコクがあるので、腸活パックに加えればおいしさが倍増し、調味の塩分としても利用できます。そう、腸活パックと発酵食品は相性抜群なのです。

腸内環境は日々変わるので、こまめにとることが大切。腸活パックにかしこく加え、毎日積極的に食べましょう。このあと紹介する「粉だし」を作っておくのもおすすめです。

今さら聞けない…
発酵って何？

米が酵母によって酒に、牛乳が乳酸菌によってヨーグルトに、大豆が納豆菌によって納豆になるように、発酵とは微生物（酵母や乳酸菌、納豆菌、こうじ菌など）の働きによって食物が体に有益なものに変化する現象を指します。この働きをになっているのが、微生物の中にある酵素。つまり、発酵食品を食べることで、発酵食品に含まれる酵素の働きを活用できるのです。

毎日ひと振り！
自家製「粉だし」の作り方

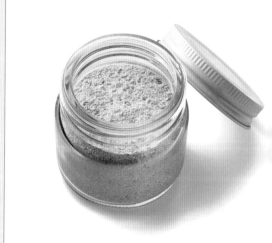

一般的な発酵食材リスト

みそ

酒かす

粉チーズ

酢

酒

みりん

米こうじ

アンチョビ

ケイパー

発酵バター

かつお節

昆布

干ししいたけ

煮干し

料理やごはんに振りかけたり、みそ汁のだしに利用したり。
粉末にするとうまみが凝縮されるので、調理の減塩にもつながります。
みそ汁の応用例はP112〜117で紹介します。

材料／作りやすい分量（約48g分）

かつお節・干ししいたけ・昆布各20g

作り方

1 フライパンにクッキングシートを敷き、かつお節を
のせて中火にかける。上下を返しながらから炒りし、
乾いて香りがしてきたら火を止める。

2 昆布は2×5cmの短冊に切り、干ししいたけは軸とか
さに分け、1と同様にそれぞれから炒りする。

3 1、2をそれぞれミルやミキサーにかけて粉状にし、
万能こし器でこす。こし器に残ったぶんはもう一度
ミルやミキサーにかける。

4 3を合わせて煮沸消毒した保存ビンに入れ、冷蔵する。
約1カ月保存可能。

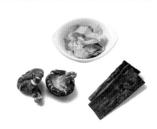

▶栄養成分（小さじ1/4分）

エネルギー	3kcal
塩分	0.0g
タンパク質	0.4g
食物繊維	0.3g

\ 発酵食品をプラスして /

腸活1パックおかず

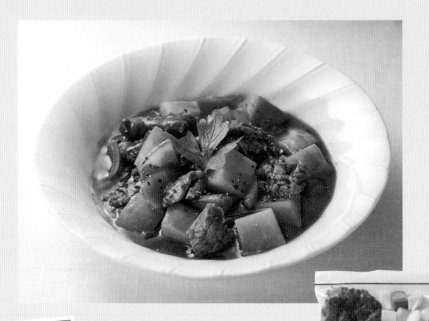

＋発酵バター

ハンガリアングーラーシュ

【材料】

赤　牛もも薄切り肉（広げて5cm角に切る）100g

緑　玉ねぎ、にんじん、じゃがいも（2cm角に切る）計100g

【追加材料】
調味料（トマトケチャップ大さじ2、水大さじ1）／発酵バター大さじ1／
オイル〈P36〜39〉小さじ1／こしょう少々／イタリアンパセリ適宜

【作り方】
耐熱容器にパックの食材を入れる。
→合わせた調味料をかける。
→ふんわりとラップをして電子レンジ
で4分加熱する。
→器に盛り、発酵バター、オイルを加え、
こしょうを振り、パセリを飾る。

▶栄養成分（1人分）	
エネルギー	314kcal
塩分	1.2g
タンパク質	23.0g
食物繊維	5.4g

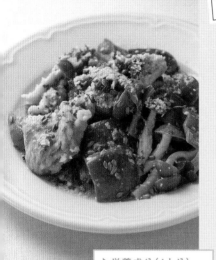

＋アンチョビ・粉チーズ

豚肉のシチリアンソテー

【材料】

赤　豚薄切り肉（広げて5cm角に切る）100g

緑　しめじ（大きくほぐす）50g
　　ピーマン（3cm角に切る）50g

【追加材料】
アンチョビ2枚／粉チーズ大さじ1／パセリの
みじん切り少々／ローストアマニ（または炒り
ごま）小さじ1/2

【作り方】
耐熱容器にパックの食材を入れる。
→アンチョビをちぎって加える。
→ふんわりとラップをして電子レンジで4分加熱する。
→器に盛って容器に残った蒸し汁をかけ、粉チーズ、
パセリ、ローストアマニを振る。

▶栄養成分（1人分）

エネルギー	191kcal
塩分	0.4g
タンパク質	25.2g
食物繊維	3.5g

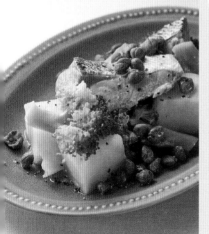

＋ケイパー

鮭のポワレ・地中海風

【材料】

赤　鮭（甘塩、切り身。2つに切る）100g

緑　じゃがいも（3cmの角切り）50g
　　ブロッコリー（小房に分ける）50g

【追加材料】
水大さじ2／ケイパー大さじ3／オイル〈P36～39〉
小さじ1／こしょう少々

【作り方】
耐熱容器にパックの食材を入れる。
→水とケイパー大さじ1を加える。
→ふんわりとラップをして電子レンジで4分加熱する。
→器に盛り、ボウルに残った蒸し汁、オイル、ケイ
パー大さじ2を加え、こしょう少々を振る。

▶栄養成分（1人分）

エネルギー	209kcal
塩分	2.5g
タンパク質	27.6g
食物繊維	7.1g

豚バラ肉
＋
白菜

白菜豚汁

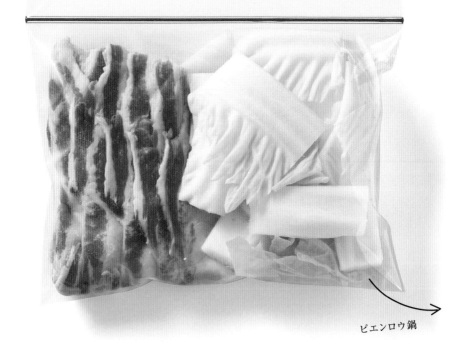

ピエンロウ鍋

赤	豚バラ薄切り肉 （長さを半分に切る）	100g
緑	白菜（5×3㎝くらいに切る）	100g

白菜豚汁

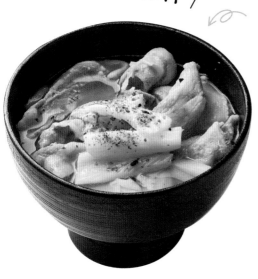

【追加材料】
調味料（液みそ小さじ2、水150
ml）／七味唐辛子少々

【作り方】
耐熱容器にパックの食材を入れる。
→調味料を加える。
→ふんわりとラップをして電子レン
ジで8分加熱する。
→器に盛り、七味唐辛子を振る。

▶栄養成分（1人分）

エネルギー	427kcal
塩分	1.4g
タンパク質	15.0g
食物繊維	1.3g

【追加材料】
水150ml／調味料（塩小さじ
1/2、オイル〈P36～39〉小
さじ1、一味唐辛子少々）

【作り方】
耐熱容器にパックの食材を
入れる。
→水を加える。
→ふんわりとラップをして
電子レンジで8分加熱する。
→調味料を蒸し汁70mlほ
どでのばしてたれにし、つ
けていただく。

ピエンロウ鍋

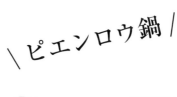

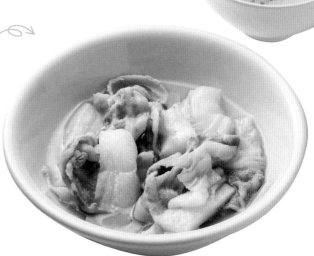

▶栄養成分（1人分）

エネルギー	447kcal
塩分	2.1g
タンパク質	14.2g
食物繊維	1.3g

鶏こま切れ肉
＋
じゃがいも・にんじん・玉ねぎ

チキンカレー

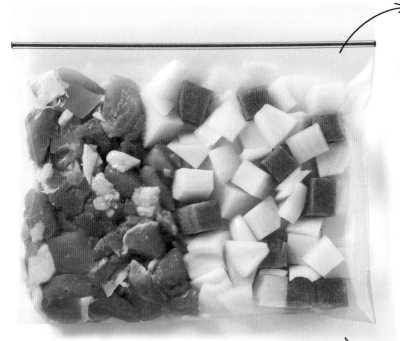

筑前煮

赤	鶏こま切れ肉	100g
緑	じゃがいも・にんじん・玉ねぎ （1.5cmの角切り）	計100g

【追加材料】
調味料（カレールウ〈顆粒〉15g、水120mℓ）／温かいごはん150g

【作り方】
耐熱容器にパックの食材を入れる。
→調味料を加える。
→ラップはかけずに電子レンジで8分加熱する。
→混ぜ合わせ、器に盛ったごはんにかける。

\ チキンカレー /

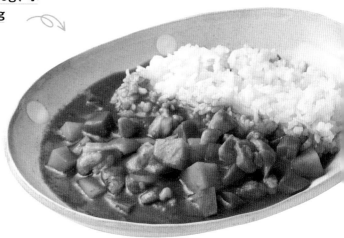

▶栄養成分（1人分）

エネルギー	581kcal
塩分	1.8g
タンパク質	24.5g
食物繊維	8.1g

\ 筑前煮 /

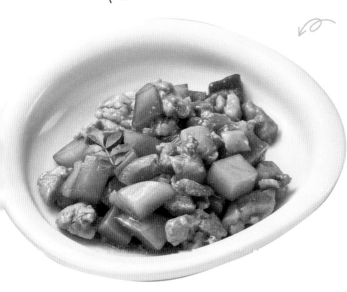

【追加材料】
調味料（しょうゆ・砂糖各小さじ2）／片栗粉小さじ1／水小さじ2／木の芽適宜

【作り方】
耐熱容器に調味料を入れて混ぜる。
→パックの食材を加える。
→ふんわりとラップをして電子レンジで6分加熱する。
→水で溶いた片栗粉を加えて混ぜ、とろみをつける。
→器に盛り、木の芽を飾る。

▶栄養成分（1人分）

エネルギー	322kcal
塩分	1.9g
タンパク質	20.6g
食物繊維	4.8g

材料

コンビーフ
＋
大根

ふろふき大根

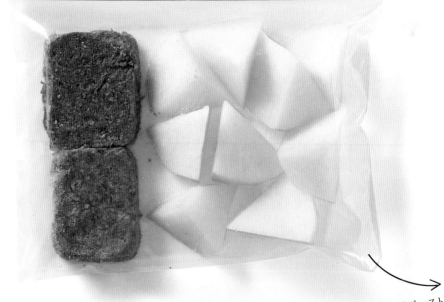

大根入りコンビーフペースト

赤	コンビーフ（半分に切る）	70g
緑	大根（乱切り）	100g

ふろふき大根

→

【追加材料】
調味料（みそ・砂糖各小さじ2）

【作り方】
耐熱容器にパックの食材を入れる。

→ふんわりとラップをして電子レンジで4分加熱する。

→大根に竹串を刺してスーッと通れば器に盛る*。

→ボウルに残った汁に調味料を混ぜ、かける。

＊大根がかたい場合は追加で1分加熱する。

▶栄養成分（1人分）	
エネルギー	172kcal
塩分	2.0g
タンパク質	15.2g
食物繊維	1.7g

【追加材料】
ローストアマニ〈または炒りごま〉小さじ1／こしょう少々／ベビーリーフ適宜

【作り方】
耐熱容器にパックの食材を入れる。

→ふんわりとラップをして電子レンジで4分加熱する。

→フォークでつぶす*。

→汁ごと器に盛り、ローストアマニ、こしょうを振る。

→ベビーリーフを添え、パンやごはんにつけていただく。

＊大根がかたい場合は追加で1分加熱する。

大根入りコンビーフペースト

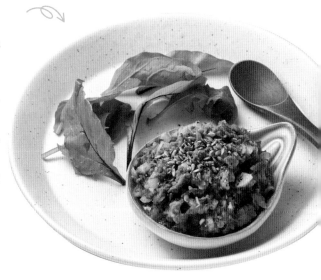

▶栄養成分（1人分）	
エネルギー	172kcal
塩分	1.3g
タンパク質	15.2g
食物繊維	2.3g

材料

エビ
＋
長ねぎ・三つ葉

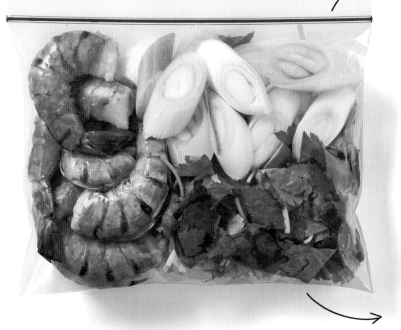

タイ風サラダ

エビのペペロンチーノ

赤	エビ(無頭、殻付き。背わたを除いて脚を切り落とす)	120g(正味100g)
緑	長ねぎ(1cm幅の斜め切り)	50g
緑	三つ葉(5cm長さに切る)	50g

\ タイ風サラダ /

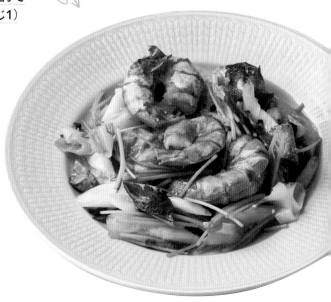

【追加材料】
調味料(ナンプラー小さじ1、砂糖小さじ1/2、オイル〈P36〜39〉小さじ1)

【作り方】
耐熱容器にパックの食材を入れる。

→飾り用に三つ葉少々を取り分ける。

→ふんわりとラップをして電子レンジで4分加熱する。

→調味料を加えて混ぜる。

→器に盛って三つ葉を飾る。

▶栄養成分(1人分)

エネルギー	148kcal
塩分	1.8g
タンパク質	20.1g
食物繊維	2.6g

\ エビのペペロンチーノ /

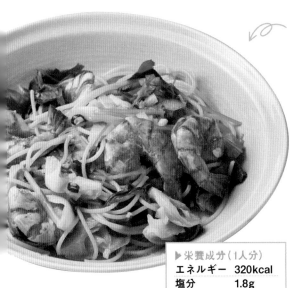

【追加材料】
パスタ50g／にんにくのみじん切り1/2かけ分／赤唐辛子の輪切り2〜3個／オイル〈P36〜39〉小さじ1／ナンプラー小さじ1

【作り方】
パスタは袋の表示どおりにゆでる。

→耐熱容器ににんにく、赤唐辛子、オイルを入れる。

→ふんわりとラップをして電子レンジで1分30秒加熱する。

→パックの食材を加える。

→ふんわりとラップをして電子レンジで4分加熱する。

→パスタを加えてあえる。

→器に盛ってナンプラーをかける。

▶栄養成分(1人分)

エネルギー	320kcal
塩分	1.8g
タンパク質	26.9g
食物繊維	5.6g

29/31

うなぎのかば焼き
＋
春菊

うな春ごはん

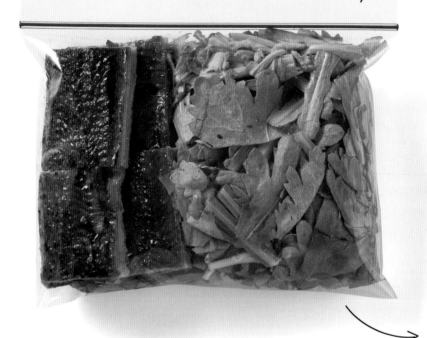

うなぎラーメン

赤	うなぎのかば焼き（4つに切る）	70g
緑	春菊（4cm長さに切る）	100g

うな春ごはん

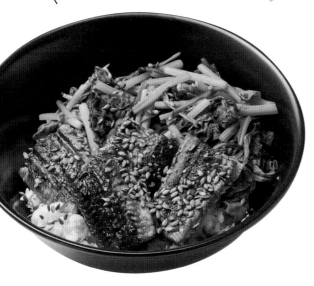

【追加材料】
**温かいごはん150g／ローストア
マニ〈または炒りごま〉小さじ1**

【作り方】
耐熱容器にパックの食材
を入れる。
→ふんわりとラップをし
て電子レンジで4分加熱
する。
→丼に盛ったごはんにの
せる。
→ローストアマニを振る。

▶栄養成分（1人分）

エネルギー	477kcal
塩分	1.1g
タンパク質	23.0g
食物繊維	6.4g

【追加材料】
カップラーメン

【作り方】
カップラーメンは表示どお
りに作る。
→耐熱容器にパックの食材
を入れる。
→ふんわりとラップをして
電子レンジで4分加熱する。
→器に移したラーメンにの
せる。

うなぎラーメン

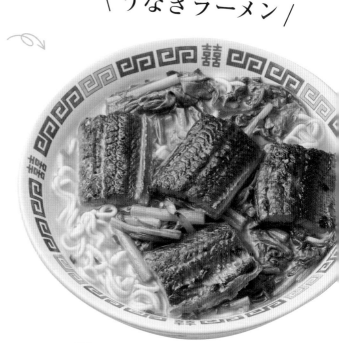

▶栄養成分（1人分）

エネルギー	455kcal
塩分	2.9g
タンパク質	25.6g
食物繊維	4.8g

スクランブルエッグ
＋
にんにく・じゃがいも

材料

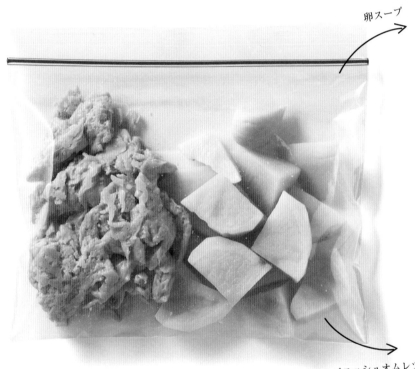

卵スープ →

スパニッシュオムレツ

赤	スクランブルエッグ（卵2個分）	100g
緑	にんにく	10g（1かけ）
	じゃがいも（十字に4等分して1cm幅のいちょう切り）	90g（小1個）

【追加材料】
調味料（鶏ガラスープの素小さ
じ1/4、しょうゆ小さじ1、塩少々、
水150㎖）／オイル〈P36〜39〉
小さじ1／こしょう少々

【作り方】
耐熱容器にパックの食材を入
れる。
→調味料を加える。
→ふんわりとラップをして電
子レンジで5分加熱する。
→器に盛ってオイルを回しか
け、こしょうを振る。

\ 卵スープ /

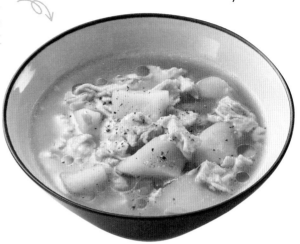

▶栄養成分（1人分）
エネルギー	249kcal
塩分	1.8g
タンパク質	15.1g
食物繊維	8.6g

\ スパニッシュオムレツ /

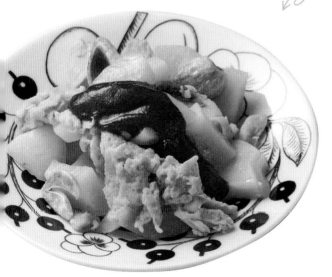

【追加材料】
オリーブ油小さじ1／調味料（塩・
こしょう各少々、ローストアマニ
〈またはすりごま〉小さじ1）／好
みでトマトケチャップ大さじ1

【作り方】
パックのにんにくは薄切りにし
て耐熱容器に入れる。
→オリーブ油を加える。
→ふんわりとラップをして電子
レンジで1分加熱する。
→じゃがいもを加えてラップを
戻し、2分加熱する。
→スクランブルエッグ、調味料
を加えてラップを戻し、1分加熱
する。
→器に盛り、好みでケチャップ
をかける。

▶栄養成分（1人分）
エネルギー	283kcal
塩分	1.1g
タンパク質	15.4g
食物繊維	9.8g

材料

がんもどき
＋
赤・黄パプリカ

いろどり豆乳スープ →

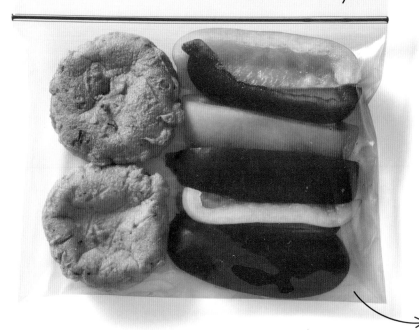

がんもとパプリカの蒸しもの →

赤	がんもどき		70g（小2個）
緑	赤・黄パプリカ（縦6等分に切る）		計100g

いろどり豆乳スープ

【追加材料】
無調整豆乳150ml／塩少々／
オイル〈P36〜39〉小さじ1/2

【作り方】
耐熱容器にパックの食材を
入れる。
→ふんわりとラップをして
電子レンジで3分加熱する。
→豆乳を加える。
→ラップはかけずにレンジ
で1分加熱する。
→器に盛って塩を振り、オ
イルを回しかける。

▶栄養成分（1人分）

エネルギー	288kcal
塩分	0.8g
タンパク質	16.4g
食物繊維	3.8g

【追加材料】
調味料（塩少々、ロース
トアマニ〈またはすりご
ま〉小さじ1/2、こしょ
う少々）／オイル〈P36〜
39〉小さじ1/4

【作り方】
耐熱容器にパックの食
材を入れる。
→ふんわりとラップをし
て電子レンジで3分加
熱する。
→器に盛って調味料を
振り、オイルを回しか
ける。

▶栄養成分（1人分）

エネルギー	103kcal
塩分	0.6g
タンパク質	12.0g
食物繊維	3.8g

がんもとパプリカの蒸しもの

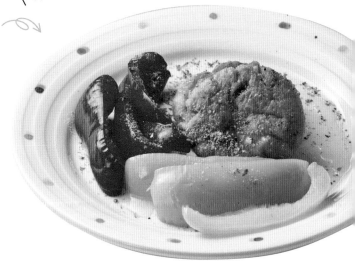

作りおきしておけば大活躍！

CHOUKATSU

レンジで発酵調味料 *Stock*

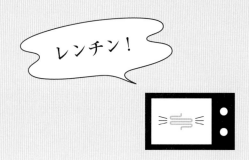

レンチン！

Column 4

発酵食品のなかでも善玉菌や生きた酵素を多く含み、より高い腸活効果を期待できるのが発酵調味料。栄養価が高い、うまみが増す、食材がやわらかくなるなど、腸活以外にもたくさんいいことがあります。市販品も手に入りますが、より発酵のチカラを借りようと思うなら、ダンゼン手作り。その際、電子レンジ調理なら、通常2日ほど必要な「あま酒」が2時間以内で完成するなど、時間も手間もかからず簡単です。というのも、電磁波のソフトな刺激によって眠っていた酵母が目覚め、発酵が促進されるのですね。日本酒の蔵で音楽を流すと熟成が進むといわれますが、これは音波の振動が酒酵母に軽い刺激を与えるため。電磁波も音波も空気を伝わる波なので、同じ原理です。

甘み、塩み、酸味を加える調味料として、数種類を作って保存しておきましょう。腸活生活も食生活も、豊かになること間違いありません。

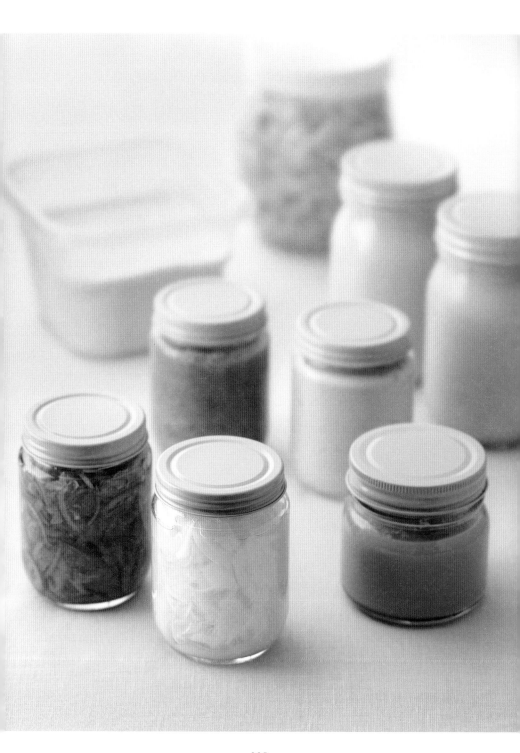

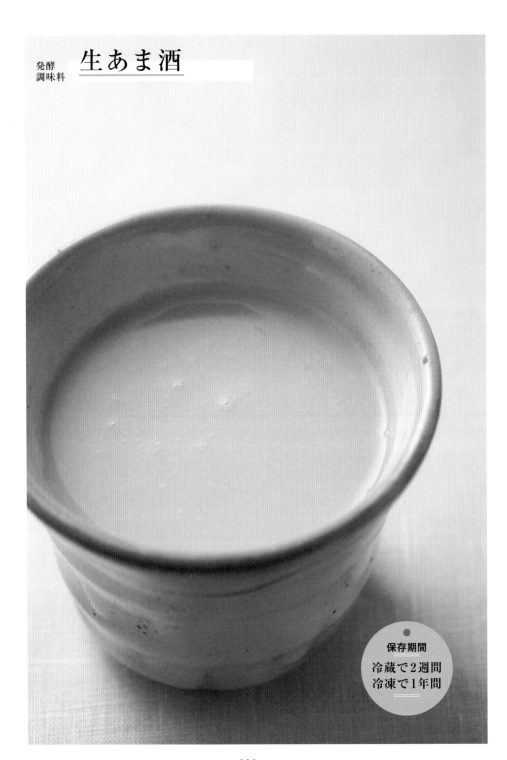

発酵
調味料 **生あま酒**

米 とこうじ菌によって生まれる「あま酒」。米に含まれるデンプンがこうじ菌の働きによって分解され、ブドウ糖やオリゴ糖、麦芽糖に変化するのが甘さの理由ですが、そこにはなんと100種以上もの酵素が生きているようです。また、江戸時代から"飲む点滴"として親しまれてきただけあり、善玉菌のエサになるオリゴ糖、ビタミンB群、9種ものアミノ酸など、実際に点滴とほぼ同じ栄養成分が含まれているのです。さらに、血圧を下げる、代謝を上げる、老廃物を排出させる、生活習慣病を予防する、美肌をつくる、ストレスを解消するなど、うれしい効果が盛りだくさん。「酒」とは書いても、こうじから作られたあま酒にアルコール分は含まれませんから、誰でもいただけるのがいいところ。砂糖代わりの調味料として使えば、料理にやさしい甘みとうまみを加えてくれます。

材料／作りやすい分量（約740g分）

温かいごはん **2カップ（240g）** 熱めの湯（60〜65℃）**2カップ（400㎖）**
米こうじ **100g**

作り方

1 米こうじはフードプロセッサーにかけ、粉状にする。
2 耐熱容器にごはんと湯を入れて混ぜる。
　60〜65℃になっていることを確かめ*、米こうじを加えて混ぜる。
3 器に合わせてカットしたクッキングシートを表面に密着させ、
　電子レンジ弱（150〜200W）または解凍キーで30秒加熱する。
4 ふたを外して炊飯ジャーの内釜に置き、内釜に布巾をかぶせる。
　保温モードにセットし、ジャーのふたは開けたまま30分〜1時間おく。
　ごはん粒の形がなくなっていれば完成。
5 煮沸消毒した保存ビンに入れ、ふたをして冷蔵する。

*ぬるいときは電子レンジで1分加熱する。
温度計がないときは清潔な指2本を2秒ほど入れ、
熱いと感じる程度が目安。

▶栄養成分（大さじ1分）	
エネルギー	14kcal
塩分	0.0g
タンパク質	0.3g
食物繊維	0.0g

こんな使い方…　たとえば：

生あま酒は3倍濃縮のあま酒。ドリンクとして飲むときは、水か湯で3倍に薄めましょう。豆乳やヨーグルト、紅茶、スムージーなどに加えても、おいしくいただけます。また、砂糖の代わりとして調味に使用する場合は、レシピの2倍量を目安にしてください。肉や魚介類の下味として使えば、ふんわりやわらかく仕上がります。

塩こうじ

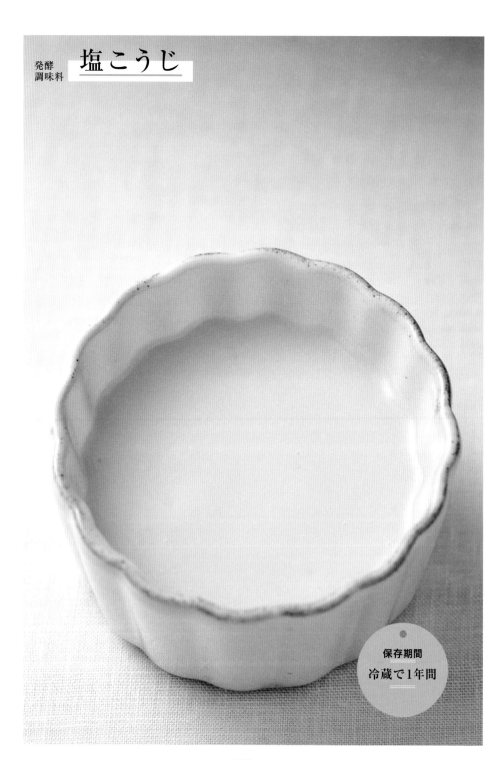

保存期間
冷蔵で1年間

あま酒をベースにして作る「塩こうじ」は、あま酒と同じ効果が期待できます。塩の代わりに調味に使えば、タンパク質分解酵素・プロテアーゼの働きによって食材のうまみや風味が引き出され、だしを加えたような深い味わいに。また、食材をやわらかくしてくれるので、漬け床としても優秀です。

材料／作りやすい分量（約420g分）

温かいごはん **1カップ**（**120g**）　熱めの湯（60〜65℃）**1カップ**（**200㎖**）
米こうじ **50g**　塩 **50g**

作り方

1　P97の作り方1〜4までを参照し、あま酒を作る。
2　塩を加えて混ぜ、
　　器に合わせてカットしたクッキングシートを表面に密着させる。
　　内釜に布巾をかぶせ、ジャーのふたは開けたまま保温モードで6時間おく。
　　表面がつややかに光り、ややベージュ色になればOK。
3　ミキサーにかけてなめらかになるまで攪拌し、ピューレ状にする。
4　煮沸消毒した保存ビンに入れ、ふたをして冷蔵する。

▶栄養成分（大さじ1分）	
エネルギー	12kcal
塩分	1.6g
タンパク質	0.2g
食物繊維	0.0g

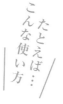

たとえば…
こんな使い方

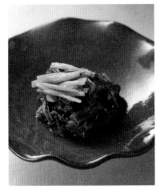

ほうれん草の塩こうじおひたし

材料（1人分）と作り方
ほうれん草100gは4cm長さに切り、耐熱ボウルに入れる。水大さじ1を加えてふんわりとラップをし、電子レンジで2分加熱する。水にとってざるに上げ、水けを絞る。器に盛り、「塩こうじ」小さじ1/2と水小さじ1を混ぜ合わせてかける。

赤塩こうじ

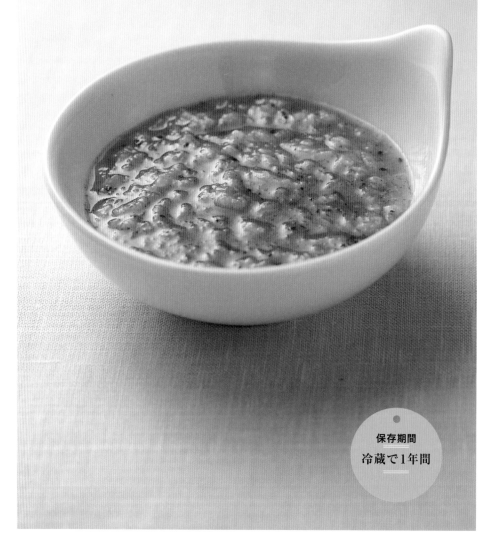

塩 こうじと同じく生あま酒をベース
に、赤唐辛子をピリッと利かせた
のが「赤塩こうじ」。塩こうじの効果はそ
のままに、発酵によって角がとれたまろ
やかな辛さが味わいの特徴です。塩けと
辛み、うまみを加える調味料として、漬
け床に、下味に、仕上げの味つけに、
幅広く使うことができます。

材料／作りやすい分量（約420g分）

温かいごはん **1カップ（120g）**　熱めの湯（60〜65℃）**1カップ（200㎖）**
米こうじ **50g**　塩 **50g**　赤唐辛子（粉）**小さじ1**

作り方

1　P97の作り方1〜4までを参照し、あま酒を作る。
2　塩と赤唐辛子を加えて混ぜ、
　器に合わせてカットしたクッキングシートを表面に密着させる。
　内釜に布巾をかぶせ、ジャーのふたは開けたまま保温モードで6時間おく。
　表面がつややかに光り、ややベージュ色になればOK。
3　ミキサーにかけてなめらかになるまで攪拌し、ピューレ状にする。
　煮沸消毒した保存ビンに入れ、ふたをして冷蔵する。

▶栄養成分（大さじ1分）

エネルギー	12kcal
塩分	1.6g
タンパク質	0.2g
食物繊維	0.0g

たとえば… こんな使い方

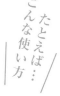

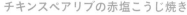

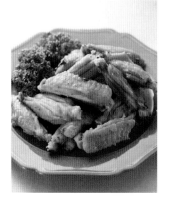

チキンスペアリブの赤塩こうじ焼き

材料（2人分）と作り方

手羽中ハーフ300gはペーパータオルで水けを取り、ボウル
に入れて「赤塩こうじ」大さじ1を加えてまぶす。クッキング
シートを敷いた耐熱皿に並べ、ふんわりとラップをし、耐
熱容器のふたなどにのせて電子レンジで8分加熱する。器
に盛り、あればパセリの葉を添える。

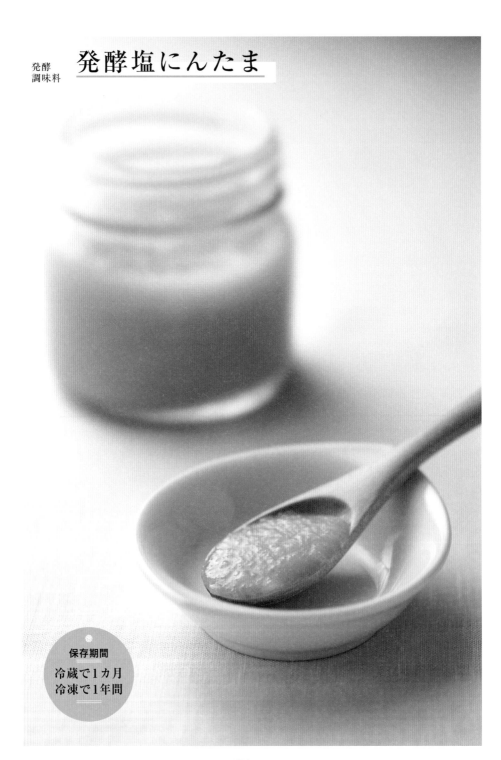

発酵塩にんたま

保存期間
冷蔵で1カ月
冷凍で1年間

にんにくや玉ねぎに含まれる辛み成分のイソアリシン（アリシン）、黄色い色素のケルセチンは、血液をサラサラにし、しなやかな血管を保って動脈硬化を予防し、活性酸素を除去する働きがあるといわれています。この2つの食材にこうじ菌を加えて発酵させたのが「発酵塩にんたま」。発酵食品の効果に加え、にんにくと玉ねぎの栄養成分が凝縮されるので、毎日ティースプーン2杯とることで、生活習慣病や感染症の予防、滋養強壮、冷え改善などに力を発揮します。風味を上げる調味料として、コンソメやジャムとして、多くのシーンで使えます。

材料／作りやすい分量（約350g分）

玉ねぎ **200g（正味）**　にんにく **20g（正味）**　米こうじ **50g**　塩 **50g**

作り方

1 玉ねぎは上下を切り落とし、縦十字に4等分する。
　米こうじはフードプロセッサーやミルサーにかけて粉状にする。

2 耐熱容器ににんにくを入れて玉ねぎをのせ、
　ふんわりとラップをして電子レンジで5分加熱する。
　汁ごとミキサーに入れ、ピューレ状になるまで攪拌する。

3 2を耐熱容器に戻して米こうじを加え、
　器に合わせてカットしたクッキングシートを表面に密着させる。
　電子レンジ弱（150〜200W）または解凍キーで30秒加熱する。

4 炊飯ジャーの内釜にキッチンペーパーを四つ折りにして敷き、
　3の容器をふたをせずに置く。
　乾いた布巾を容器にかぶせ、保温モードにセットして、
　ジャーのふたは開けたまま30分おく。

5 塩を加えて混ぜ、同様にして6時間保温する。
　煮沸消毒した保存ビンに入れ、ふたをして冷蔵する。

▶栄養成分（大さじ1分）	
エネルギー	10kcal
塩分	0.5g
タンパク質	0.3g
食物繊維	0.2g

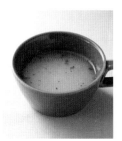

たとえば…
こんな使い方

スペシャルコンソメスープ
材料（1人分）と作り方
カップに「発酵塩にんたま」小さじ1/2を入れ、
熱湯70mlを注ぐ。あればパセリのみじん切りを散らす。

酢キャベツ・酢玉ねぎ

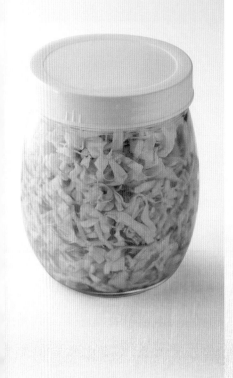
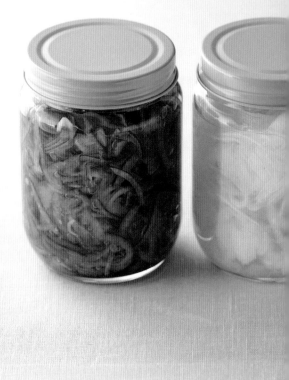

酢は古来の発酵調味料。キャベツや玉ねぎを漬けて、そのまま食べてもおいしい発酵調味料に仕立てました。サラダに使えばドレッシングいらず。まろやかな酸味、ほどよい甘みと塩み、シャキシャキした食感を添えてくれます。期待できる酢由来の健康効果は、疲労回復、食欲増進、消化促進、骨粗しょう症予防、血圧調整。さらに調理効果として、素材のうまみを引き出す、油を使った料理をさっぱりさせる、青魚の生ぐささを消す、肉をやわらかくする、野菜のアクを取る、色よく仕上げるなど、おいしさを底上げする力ももっています。

胃腸が弱い人は毎日食べたい！

酢キャベツ

材料／500mlの保存ビン1本分

キャベツ**300g**　A［酢・水各**50ml**
砂糖**大さじ2**　塩**小さじ1/2**］

作り方

1　キャベツは5cm長さのせん切りにし、
　　保存ビンに入れる。

2　ボウルにAを入れ、
　　砂糖が溶けるまで混ぜる。
　　1に加え、電子レンジ弱（150〜200W）
　　または解凍キーでふたはせずに30秒加熱する。
　　常温まで冷まし、ふたをしてひと晩おく。

保存期間
常温で1年間
冷蔵で1年間

※冷凍すると酸味がまろやかになる。

▶栄養成分（100g分）
エネルギー	59kcal
塩分	0.8g
たんぱく質	0.9g
食物繊維	1.3g

血液サラサラ！　がん予防

酢玉ねぎ®

材料／500mlの保存ビン1本分

玉ねぎ**300g**　A［酢**100ml**　水**50ml**
砂糖**大さじ2**　塩**小さじ1/2**］

作り方

1　玉ねぎはスライサーで繊維に直角に薄切りにし、
　　保存ビンに入れる。

2　ボウルにAを入れ、
　　砂糖が溶けるまで混ぜる。
　　1に加え、電子レンジ弱（150〜200W）
　　または解凍キーでふたはせずに30秒加熱する。
　　常温まで冷まし、ふたをして30分おく。

保存期間
冷蔵で1カ月

▶栄養成分（100g分）
エネルギー	65kcal
塩分	1.0g
タンパク質	0.0g
食物繊維	1.0g

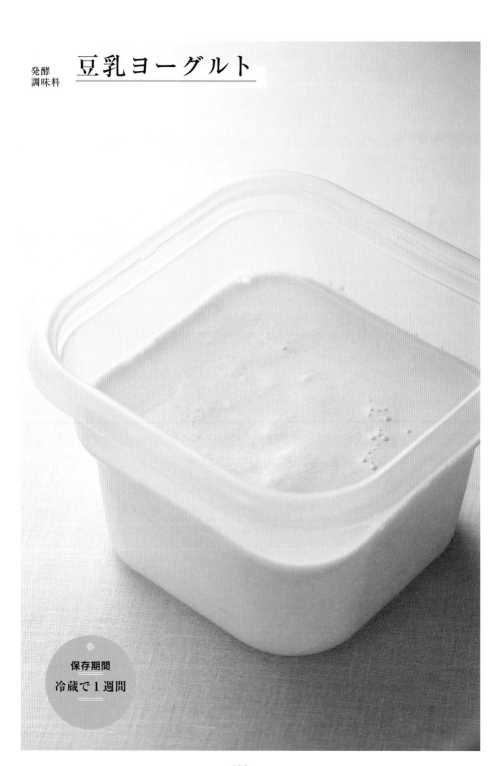

発酵
調味料

豆乳ヨーグルト

保存期間
冷蔵で1週間

市販のヨーグルトをタネ菌に、豆乳を発酵させたのが「豆乳ヨーグルト」。日本人の長い腸に適している植物性乳酸菌の宝庫で、動物性よりも酸に強く、腸に届きやすいともいわれています。造血ビタミンであるビタミンB$_{12}$が多く、血流改善や体の活性化にも有効。また、植物性タンパク質の補給源にもなります。ちなみに、大豆タンパク質を毎日8g食べると筋力が改善し、毎日25g食べると心臓病が予防できるという研究データも。一度作れば次のタネ菌としても利用できるので、おやつに、朝食に惜しみなく。乳製品アレルギーの人にもおすすめです。

材料／作りやすい分量（約585g分）

市販のヨーグルト **60g**
豆乳（できれば大豆固形分9%以上）**500㎖（525g）**

作り方

1 耐熱保存容器に豆乳を入れ、ふたはせずに電子レンジで **3分** 加熱する。
これで60℃前後になり、
乳酸菌が繁殖しやすい温度になる。

2 ヨーグルトを加え、
泡立て器で泡を立てないよう静かに混ぜる。
ふたをして、室温に冬は2時間、夏は1時間おく。
絹ごし豆腐状に固まればOK。ふたをして冷蔵する。

▶栄養成分（100g分）	
エネルギー	63kcal
塩分	0.1g
タンパク質	3.3g
食物繊維	0.3g

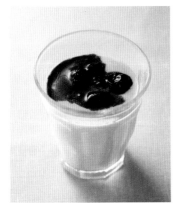

たとえば…こんな使い方

ジャム入りヨーグルト
材料（1人分）と作り方
グラスに「豆乳ヨーグルト」40gを入れ、
ブルーベリージャム小さじ1をのせる。

酒かすペースト

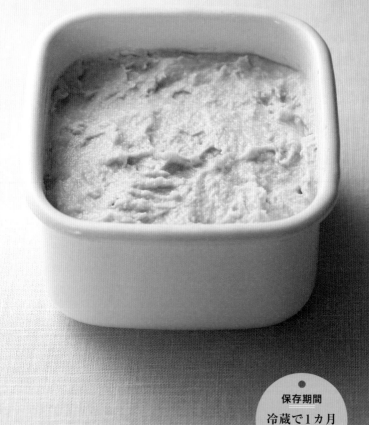

日本酒を造る過程で、アルコール発酵したもろみを圧搾したあとに残るのが酒かす。体内で合成できない必須アミノ酸は9種すべて、ほかにもタンパク質や食物繊維、ビタミンB群を含むなど、栄養価の高い食材です。さらには酒石酸やコハク酸、ピルビン酸などを含むことから、抗肥満や血栓改善効果、最近では脳の老化予防にも効果があると考えられています。おまけに、美肌成分で知られる日本酒由来の α-EGまで。ひとつネックだったのは、アルコール分が強い点。そこで塩と砂糖を加え、使いやすい「酒かすペースト」にして活用します。

材料／作りやすい分量（約300g分）

酒かす200g　水100mℓ　塩小さじ1/3　砂糖大さじ1（9g）

作り方

1　酒かすは2cm角に切って耐熱ボウルに入れ、水を加える。
　　ふんわりとラップをして電子レンジで**2分**加熱する。
2　泡立て器でクリーム状になるまで混ぜ、
　　なめらかになったら塩、砂糖を加えて混ぜる。
　　煮沸消毒した保存容器に入れ、ふたをして冷蔵する。

▶栄養成分（大さじ1分）

エネルギー	23kcal
塩分	0.1g
タンパク質	1.4g
食物繊維	0.5g

たとえば…こんな使い方

肉や魚介類を調理する際の下味として塗ればしっとりやわらかくなり、シチューやカレーに加えれば長時間煮込まなくてもコクが出て、汁ものに加えればうまみが増します。また、ジャムなどと混ぜてディップにしても、おいしくいただけます。

毎食、
シンプルでバランスのよい定食を心がけています！

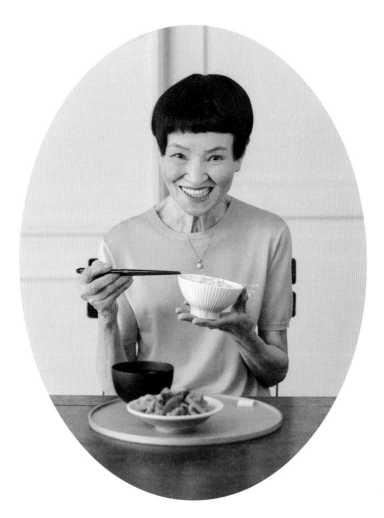

Sachiko Murakami

野菜とタンパク質がとれる
「1パックおかず」

炭水化物は
ビタミン・ミネラル豊富な
「玄米ごはん」

発酵食品を補える
「粉だし」のみそ汁

うまみ効果で減塩がかなう！

粉だしでみそ汁を作ろう
CHOUKATSU

　発酵食品が手軽にとれ、電子レンジで簡単にみそ汁を作れる「粉だし（P76）」ですが、なによりの利点は減塩がかなうこと。かつお節（イノシン酸）、干ししいたけ（グアニル酸）、昆布（グルタミン酸）と、3つのうまみ成分をかけ合わせた"だし"はうまみが濃く、少ない塩分でも味に物足りなさを感じないのです。

　さらに具材として、腸活にいい「赤」と「緑」グループの食材を加えれば、これらからもうまみが溶け出し、みその量を通常の半分まで減らすことができます。このとき「赤」は30〜50g、「緑」は50gと覚えておきましょう。

　ところで、減塩というと腎臓病や高血圧、動脈硬化症などの予防を思い浮かべますが、日本に多いアルツハイマー型認知症と血管性認知症の予防にも深い関わりがあることが、近年わかってきています。毎日の「粉だし」みそ汁で腸の健康のみならず、脳の健康もキープしましょう。

《 減塩による効果 》

☑ 血管を守り、血管性認知症を予防

☑ 摂取カロリーが減少しやすくなり、
　アルツハイマー型認知症を予防

☑ 高血圧の改善

☑ 動脈硬化、脳梗塞、脳出血、心臓病の予防

☑ 夜間頻尿の解消

☑ 腎臓病対策

減

塩

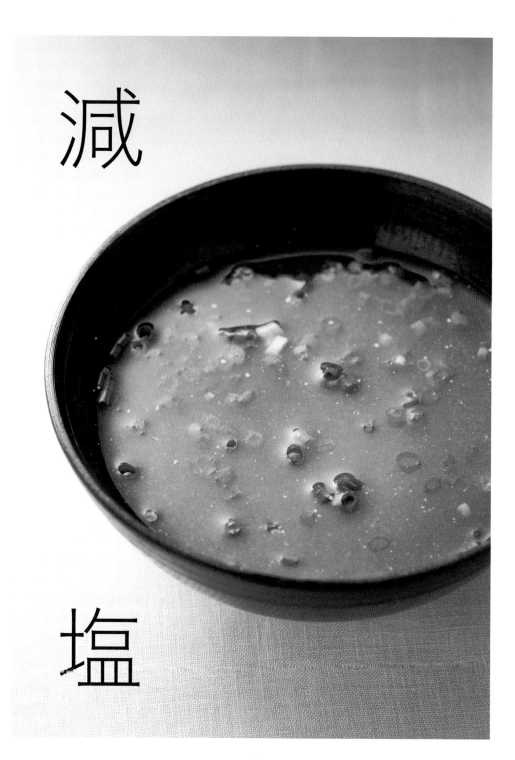

卵とにらのみそ汁

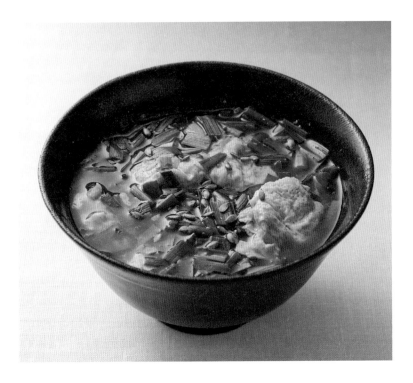

材料

卵 … 1個
にら … 50g
A 水 … 150㎖
　粉だし … 小さじ1/4
　みそ … 小さじ1
ローストアマニ（または炒りごま）
　… 小さじ1/2

作り方

1 にらは1.5㎝長さに切る。
2 マグカップにAと1を入れ、ラップはかけずに電子レンジで5分加熱する。
3 溶き卵を流し入れ、同様に30秒加熱する。器に盛り、ローストアマニを振る。

▶栄養成分（1人分）	
エネルギー	100kcal
塩分	0.9g
タンパク質	8.4g
食物繊維	2.2g

豆腐と長いものみそ汁

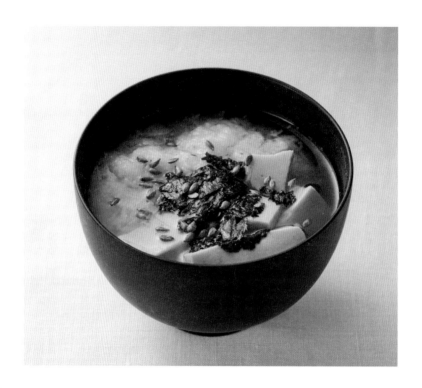

材料

木綿豆腐 … 50g

長いも … 50g

A 水 … 150㎖
　粉だし … 小さじ1/4
　みそ … 小さじ1

もみのり … 少々

ローストアマニ（または炒りごま）
　… 小さじ1/2

作り方

1 豆腐は1.5×4㎝角に切る。長いもはすり
　おろす。

2 マグカップに豆腐とAを入れ、ラップは
　かけずに電子レンジで5分加熱する。器
　に盛り、長いも、もみのりをのせ、ロー
　ストアマニを振る。

▶栄養成分（1人分）	
エネルギー	89kcal
塩分	0.7g
タンパク質	6.0g
食物繊維	1.9g

厚揚げと春菊のみそ汁

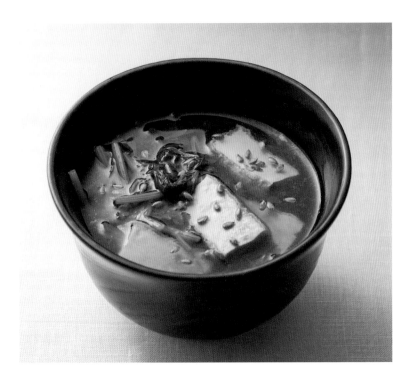

材料

厚揚げ … 30g
春菊 … 50g
A｜水 … 150㎖
　｜粉だし … 小さじ1/4
　｜みそ … 小さじ1
ローストアマニ（または炒りごま）
　… 小さじ1/2

作り方

1 春菊は4㎝長さに切る。厚揚げは1㎝幅
　に切る。
2 マグカップにAと1を入れ、ラップはか
　けずに電子レンジで5分加熱する。器に
　盛り、ローストアマニを振る。

▶栄養成分（1人分）
エネルギー	73kcal
塩分	0.8g
タンパク質	5.8g
食物繊維	2.6g

豚ひき肉となすのみそ汁

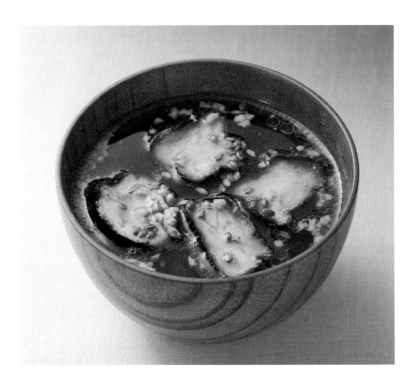

材料

豚ひき肉 … 30g
なす … 50g
A 水 … 150㎖
　粉だし … 小さじ1/4
　みそ … 小さじ1
もみのり … 少々
ローストアマニ（または炒りごま）
　… 小さじ1/2

作り方

1 なすはポリ袋に入れて電子レンジで2分
　加熱し、2㎝厚さの輪切りにする。
2 マグカップにAと1、ひき肉を入れ、ラ
　ップはかけずにレンジで5分加熱する。
　器に盛り、もみのりをのせ、ローストア
　マニを振る。

▶栄養成分（1人分）

エネルギー	92kcal
塩分	0.7g
タンパク質	7.3g
食物繊維	1.9g

玄米も
電子レンジで炊けば
簡単・時短！

「黄」グループのごはんも、電子レンジを活用して炊きます。白米のおいしさも捨てがたいけれど、栄養を考えるならやっぱり玄米。腸活を助けてくれる食物繊維は白米のおよそ6倍も含まれ、さらには健康寿命に貢献するビタミンB6や、酵素を活性化させるマグネシウムなども豊富です。

炊飯器で炊こうとすると米を水につける手間がかかりますが、レンジなら浸水不要で、洗ったらすぐに炊飯可能。玄米の中に含まれる水分を利用するので、ふっくらと炊き上がります。作りやすい分量はおよそ2食分。余ったぶんはラップで包んで冷凍保存しておけば、いつでも炊きたてのようなおいしさです。

ポイントは、吹きこぼれないように直径21〜22cmの大きめの耐熱ボウルを使い、両端を少しあけてラップをかけること。レンジにおまかせできますが、使用するレンジによっては加熱時間に差が出ることも。慣れないうちは中の様子を見ながら加減しましょう。また、もっと時短で炊きたいという場合は、発芽玄米を選べば30分かからずに炊き上がります。

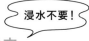

「レンチン玄米ごはん」の炊き方

材料

玄米 … 1合(150g)
水 … 320ml

▶栄養成分（100g分）	
エネルギー	161kcal
塩分	0.0g
タンパク質	2.7g
食物繊維	1.8g

作り方

1 耐熱ボウルに玄米を入れ、水を加える。

2 両端を少しあけてラップをかけ、電子レンジで7分30秒加熱する。沸騰してきたら、時間内でも弱（150〜200W）または解凍キーに切り替え、20分加熱する。

3 仕上げに強(600W)で5分加熱し、そのまま庫内で20分おいて蒸らす。

＊発芽玄米の場合は水の量を260mlにし、最初に5分、弱に切り替えて12分加熱し、取り出して10分蒸らす。

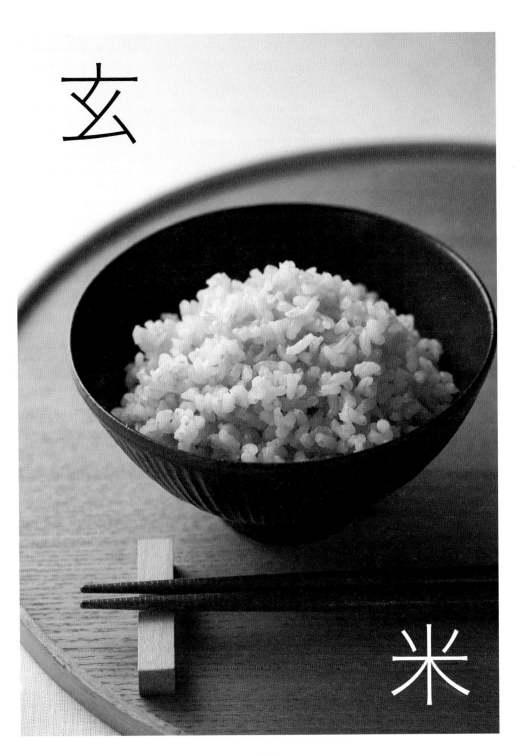

玄

米

レンチン調理：基本のキ

どういう原理なの？　電磁波は怖くない？　ラップのかけ方は？
など、電子レンジ調理にまつわる素朴で大切な疑問にお答えします。

Q　どうして電子レンジで調理ができるのですか？

A 電子レンジは電磁波を出すことにより加熱する調理器具で、食材の中に含まれる水分を利用します。電磁波が水分に当たると水分はものすごい勢いで振動し、その数なんと、1秒間に24億5千万回！　その振動から生まれる摩擦熱によって水分が水蒸気になるので、食材が内側から加熱され、蒸す、ゆでる、煮るといった調理ができるのです。

Q　電磁波とはどんなものですか？ちょっと心配です……。

A 電磁波といわれるとちょっと不気味な感じもしますが、空気中に流れる電気エネルギーのこと。山があったり、谷があったり、波のように曲線を描いて流れています。電磁波にも種類があり、電子レンジが利用しているのは微弱なマイクロ波。テレビ、スマホ、IHヒーター、駅の自動改札機など、私たちの身近にあるさまざまな機器に利用されています。食品を扱う電子レンジは厳しい安全基準のもとに作られていて、しかも、マイクロ波の強さは例に挙げた電化製品よりも微弱。外にもれないように耐久テストも受けているので、心配しすぎることはありません。

Q 使えない容器は
ありますか?

A 木製品、漆器、赤絵の器や金彩・
銀彩の器、アルミの器は使えま
せん。また、耐熱ではないガラ
スやプラスティック、シリコン
容器もNG。耐熱温度を確認し
て使いましょう。

Q 食材は電子レンジの中の
どこに置けばよいですか?

A 電子レンジのタイプによって異
なります。ターンテーブルがあ
るタイプ(写真A)は、ターンテ
ーブルの縁に沿って置くと加熱
ムラを防ぐことができます。た
だし、入れる容器が大きい場合
は中央に置きましょう。ターン
テーブルがないタイプ(写真B)
は真ん中に置きます。底が焦
げやすいので、耐熱皿などを1
枚敷くと加熱ムラがおきにくく
なります。

A ターンテーブルあり

マイクロ波の出る場所が上部1カ
所で、一定方向にしか放射できず、
中央がいちばん届きにくい。

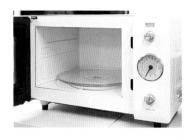

B ターンテーブルなし

センサーが自動的に感知し、マイ
クロ波が庫内で乱反射するシステ
ムなので、真ん中が効率よい。

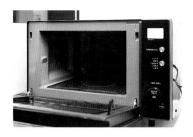

Q ワット数が違う場合は
どうしたらよいですか？

A 加熱時間を変えればOK。600W
を基本とすると、500Wの場合
は1.2倍、700Wの場合は0.8倍、
800Wの場合は0.7倍を目安に加
減してください。また、機種に
よって多少の差が生じることが
あるので、様子を見て調整しま
しょう。また、食材を加熱する
ときは「100gあたり600Wで2分」
と覚えておくと便利です。

Q 加熱途中でドアを開けても
大丈夫ですか？

A 大丈夫です。表示どおりに加熱
しても、たとえば連続して使用
したときなど、あらかじめ庫内
が温まっていると早く加熱され
る場合があり、また、機種によ
るクセで加熱が足りない場合も
あります。コンロで調理すると
きに途中で鍋中の様子を見るよ
うに、途中で加熱具合を確認す
るとよいでしょう。

Q ラップはどのように
かけるのがよいですか？

A 基本は容器にピタッと貼りつけ
るのではなく、ふんわりとかけ
ます。膨らませる必要はなく、
ふわっと上にのせるだけでOK。
蒸気の抜け道ができるので、万
が一の破裂を防ぐことができま
す。牛乳など吹きこぼれやすい
食材が入っている場合は、両端
を5mmほどあけて。納豆や豆乳
など、さらに吹きこぼれやすい
食材を加熱するときや、水けを
飛ばしたいとき、パリッと仕上
げたいときは、ラップをかけず
に加熱しましょう。

Q 加熱後、しばらく庫内に
入れておいても
大丈夫ですか？

A 加熱時間が終了しても、庫内に
はマイクロ波が残っています。
そのため加熱が進み、かたくな
ったり、色が悪くなったりして
しまいます。レシピに「庫内に
置いておく」という指示がない
限り、チン！とアラームが鳴っ
たらすぐに取り出しましょう。

Q 食材が破裂したことが
ありました。
防ぐ方法はありますか？

A 途中で食材が破裂するのは、加
熱によって水蒸気になった食材
中の水分が、行き場をなくすこ
とが原因です。ウインナーやし
しとうなど皮や膜のある食材は、
包丁やフォークで切り目や穴を
あけてから加熱すれば、破裂を
防ぐことができます。

Q 電子レンジ調理に向かない
食材はありますか？

A 特にありません。お好みでOK
ですが、特に「赤」のタンパク
質グループは、肉、魚介、大
豆製品、卵などをまんべんな
く取り入れ、かたよらないよ
うにしましょう。食べ飽きな
いことはもとより、多様性の
ある食材を食べることで効果
的に"腸活"ができます。

Q 食材の分量が増減しても
調理できますか？

A 毎日のことですから、かた苦し
く考える必要はありません。と
きに「赤」と「緑」が1：1にならな
かったり、どちらかが100gを
下回ったり、上回ったりするこ
とがあっても、あまり気にせず
調理しましょう。全体の分量が
少ない場合は、加熱時間を少し
だけ減らすとよいでしょう。

ちなみに……

「赤」グループには、肉加工品
のベーコン、ハム、ウインナ
ーソーセージ、サラダチキン
も含まれ、魚介ならイカやタ
コのほか、ちくわやはんぺん、
かまぼこ、さつま揚げ、魚肉
ソーセージなども含まれます。
また、厚揚げ、豆腐、ミック
スビーンズ、プロセスチーズ
も立派なタンパク質食材。た
だし、塩分が高いものは調味
料で調整しましょう。
「緑」グループは、さらに多彩。
葉野菜や海藻などの実際に緑
色のものだけでなく、トマト
に代表される赤や黄色の野菜、
かぶなどの白い野菜、きのこ類、
アボカドといったフルーツも
含まれます。

Q 冷凍に向かない食材は
ありますか？

A ほとんどありません。豆腐やこ
んにゃくなど、冷凍することで
食感が変わる食材もありますが、
それもまた違ったおいしさを感
じられ、味がなじみやすいなど
の利点もあります。

Q 冷凍前に下ゆでは
不要ですか？

A 必要ありません。ただ、たとえ
ばいも類は、生で冷凍するとコ
シコシとした食感になります。
もし、ホクホクとした食感がお
好みの場合は、ゆでてから冷凍
してください。

レンチン！

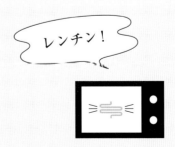

おわりに

物事の始まりには、きっかけがあります。

　本書の編集者である平井茜さんとは、十年来のお付き合い。そのご縁もあり、2022年3月24日、私が講師を務めた腸活のセミナーに出席され、その内容に興味を持ってくださったのが本書を上梓するきっかけとなりました。「行き着くところ、人生はやっぱり腸活ですね」というのが、そのときに彼女が残した言葉。これで、書籍名も方向性も決まったようなものでした。

　振り返ってみれば、バランスよく食べること、そして発酵食が大切だと確信するに至ったのにも、きっかけといえるものがありました。それは、日々の家族との食生活。料理研究家にとって家族は大切な実験要員ですから、試作品を朝昼夕の食事として食べさせることが、のちに健康効果となって表れたのです。日本古来の調味料、しょうゆ、みりん、酒、酢、みそなどは発酵食ですが、それを基盤に、酢玉ねぎ®、酢キャベツ、酢しょうがなどを開発し、わが家の保存食に加えました。毎日せっせと励んだことで、あま酒作りなどにも電子レンジが役立つとわかり『村上祥子の電子レンジ30秒発酵！ おうちでらくらく40分で焼きたてパン』がお先にマスコミデビュー。200万部のヒットという、うれしいおまけもつきました。

　昨今、科学によって健康のカナメは腸内環境、発酵食であることが明らかになってきました。腸は人体で最大の免疫器官。そして、第2の脳とも

いわれます。発酵食を毎日食事に取り入れて"腸活"することで、免疫力が上がり、代謝もよくなり、太りにくい体に。また、老廃物を排出し、抗酸化作用によるアンチエイジング、生活習慣病や認知症の予防、ストレス解消といった、現代人の悩みに役立ちます。私自身、細身ですが風邪もめったにひきません。体調がよければ、いつだって朗らかにしていられます。

　あらためまして、この本を手に取ってくださり、ありがとうございました。ご覧になっていかがでしたか？「1食にタンパク質食材100gと野菜100gをとる。こんな簡単なことでよかったんだ！」と、ホッとなさいませんでしたか？

　くり返しになりますが、私たちの体は"食べて出す"ことで成り立っています。体は24時間操業の工場のようなものですから、コンスタントに食べ続ける必要があります。そして、生きることは、食べること。いくつになってもこの営みを人まかせにしないことが、健康長寿への確かな道です。私自身もこれを心に留め、この先も過ごしていきたいと思っています。

　みなさまも、このパパッとできる「レンチン腸活ごはん」で、どうかお元気にお過ごしください。

2023年1月吉日　村上祥子

1パックで完全栄養！
レンチン腸活ごはん

2023年1月30日　初版第1刷発行

著者　　　村上祥子
発行者　　三宅貴久
発行所　　株式会社 光文社
　　　　　〒112-8011 東京都文京区音羽1-16-6
　　　　　☎ 03-5395-8172（編集部）
　　　　　☎ 03-5395-8116（書籍販売部）
　　　　　☎ 03-5395-8125（業務部）
　　　　　✉ non@kobunsha.com

落丁本・乱丁本は業務部へご連絡くだされば、
お取り替えいたします。

印刷所　　堀内印刷
製本所　　ナショナル製本

撮影　　　　　　　　江口 拓、光橋奈歩（スタジオCOM）
デザイン　　　　　　大島達也（chorus）
イラスト　　　　　　Saki Morinaga
調理アシスタント　　城戸恭子、福島寿美子、林田礼子
学術監修　　　　　　國澤 純
取材　　　　　　　　諸井まみ
編集　　　　　　　　平井 茜

©Sachiko Murakami 2023　Printed in Japan
ISBN978-4-334-95355-3